고통스러운 환청을 위한
자습서

고통스러운 환청을 위한
자 습 서

캐시 헤이즐, 마크 헤이워드,
클라라 스트라우스, 데이비드 킹던

2025년 4월 15일 찍고
2025년 4월 25일 펴냄

저 자 _ 캐시 헤이즐, 마크 헤이워드,
클라라 스트라우스, 데이비드 킹던
공 역 _ 김용식, 정인원, 정희연, 이예진

펴낸이 _ 김 주 환
펴낸곳 _ (주)아이엠이즈컴퍼니
주 소 _ 04314 서울 용산구 원효로89길 18-8 주환빌딩
전 화 _ 02-717-5511 / 전 송 _ 02-717-5515

이메일 _ ml@smileml.com

출판등록 _ 2007년 6월 12일 제2007-000034호

♣ 값은 뒤 표지에 적혀 있습니다. 잘못된 책자는 교환하여 드립니다.

ISBN 978-89-94958-58-3

AN INTRODUCTION TO SELF-HELP FOR DISTRESSING VOICES

Copyright © Cassie Hazell, Mark Hayward, Clara Strauss,
David Kingdon, 2018
All rights reserved
First published in the United Kingdom in the English language in 2018
by Robinson, an imprint of Little, Brown Book Group.
This Korean language edition is published by arrangement
with Little, Brown Book Group, London.

Korean translation Copyright © 2023 by iMiS Company Co., Ltd.
Korean translation rights arranged with
Little, Brown Book Group Limited
through EYA Co., Ltd.

이 책의 한국어판 저작권은 EYA Co. ,Ltd를 통해
Little, Brown Book Group Limited와 독점계약한
(주)아이엠이즈컴퍼니에 있습니다.
저작권법에 의하여 한국 내에서 보호를 받는 저작물이므로
무단전재 및 복제를 금합니다.

Contents

역자 서문	vii
이 책에 대하여	xi
이 책을 이용하기	xiii
환청'이란 무엇인가?	xvii

1부 / 대처하기　　　　　　　　　　1

　1. 환청에 대처하기　　　　　　　　3
　2. 환청을 듣기 전: 유발 요인은?　　5
　3. 환청을 들은 후: 대처 방법　　　11
　4. 요점　　　　　　　　　　　　　21

2부 / 나　　　　　　　　　　　　25

　5. 탐정 되어보기　　　　　　　　27
　6. 자아존중감　　　　　　　　　　30
　7. 핵심 믿음　　　　　　　　　　32
　8. 증거 찾기　　　　　　　　　　36
　9. 더 유용한 대체 믿음　　　　　41
　10. 요점　　　　　　　　　　　　51

3부 / 나의 환청   55

11. 환청에 대한 믿음   57
12. 증거 찾기   69
13. 요점   75

4부 / 나의 관계들   79

14. 관계 이해하기   81
15. 환청과의 관계   83
16. 환청에 반응하기   87
17. 다르게 반응하기   90
18. 좀더 적극적으로 변하기   94
19. 다르게 대화하기   106
20. 요점   111

5부 / 미래를 내다보기   115

21. 앞으로 나아가기   117
22. 성찰하기   119
23. 내가 하고 싶은 것   124
24. 당신의 목표   128

다른 자원들   129

일기   136

역자 서문

영국 서섹스 대학의 Hayward 교수팀은 환청에 대한 연구와 인지행동치료를 오랫동안 수행하고 있다. 그 일환으로 환청의 인지행동치료에 대한 나름 최적의 치료 과정을 개발하여 운영하면서, 보다 더 나은 치료가 되도록 계속해서 치료법을 발전시키고 이에 필요한 자료들도 개발하고 있다. 역자들은 2020년에 환청으로 인하여 고통을 받는 환우들에게 도움을 주고자 Hayward 교수팀의 "고통스러운 환청 극복하기(Overcoming Distressing Voices)"를 역서로 발간한 바 있다.

Hayward 교수팀은 환청의 인지행동치료를 위한 치료 과정의 1단계로 개인치료를 바탕으로 하는 환청에 대한 인식 및 대처방식에 대한 입문 과정을, 2단계로 집단치료를 통한 환청에 대한 인지행동치료의 다양한 프로그램을 개발하여 사용하고 있다. 이들 치료 과정에 대한 매뉴얼과 아울러 환우가 치료자의 도움을 받아 쉽게 활용할 수 있는 교재가 각각 만들어져 있다. 본 역서는 "고통스러운 환청 극복하기"를 기반으로 환청을 위한 인지행동치료의 접근성과 효율성을 높이기 위하여 단기간 훈련을 받은 치료자도 실시할 수 있도록 2단계 치료 과정 중 하나로 "환청의 자조 인지행동중재(Guided self-help cognitive-behavior Intervention for VoicEs, GiVE)"를 위한 환우용 자습서로 개발되었다.

이 자습서는 환청을 듣는 사람들의 생활에 미칠 수 있는 부정적이고 고통스러운 영향을 덜어주기 위함을 주 목적으로 하고 있다. 이 자습서는 환청에 대한 부정적인 믿음을 인지행동치료를 통하여 재평가하고 환청과의 관계를 보다 주도적으로 수정함으로써 자신의 건강한 미래로 나아가기 위하여 1) 대처하기, 2) 나, 3) 나의 환청, 4) 나의 관계들, 5) 미래를 내다보기의 5부로 구성되어 있으며 세부 주제별로 총 24장으로 구성되어 있다. 각 부의 마지막 장은 요점으로 정리하고 있으며, 각 장에는 필요에 따라 최적의 조언 및 질의 응답 등이 정리되어 있다. GiVE의 매뉴얼에는 자습서에서의 나, 나의 환청, 나의 관계들의 파트는 각각 2회기씩 모두 8회기로 나누어 치료하게 되어 있다. 치료자의 지도 하에 이 자습서와 함께 사용하여 내용을 숙지하게 되면 자신의 환청에 대한 부정적인 믿음을 주도적으로 수정하여 건강한 미래의 삶으로 나아가는 데 도움이 될 것으로 생각한다. 또한, 정신건강 전문요원을 비롯한 치료자들과 가족들도 이 책을 통하여 환청으로 고통받는 사람들과 환청에 대하여 제대로 소통하게 되고 환청으로 인한 그들의 고통을 깊이 이해하고 공감할 수 있게 되면 그들이 환청의 고통에서 벗어나는 데 많은 도움이 될 것으로 생각한다. 본 역자들이 이 일을 시작할 때는 Hayward 교수팀처럼 우리 환우들에게도 이들 치료 과정이 치료적으로 유용한지를 평가하면서 관련 교재를 수정 보완하고자 하였지만, 아쉽게도 코로나-19의 창궐로 사정이 여의치 않아서 아예 없는 것 보다는 그래도 환우들에게 조금이나마 도움이 될 것이라 기대하면서 원문을 그대로 번역하여 출판하게 되었다.

"고통스러운 환청 극복하기"에 기여하고자 하는 역자들을 지속적으로 지원해주시는 영국 서섹스 대학의 Hayward 교수님, 이 책을 흔쾌히 출간해주시는 ㈜아이엠이즈 컴퍼니의 관계자분께도 감사드린다. 무엇보다도 환우들의 치료에 도움이 되는 일이라면 역자를 믿고 지속적인 지원과 격려를 아끼지 않으신 독지가의 높은 뜻이 있기에 가능할 수 있었음을 밝히고자 한다.

2025년 4월
역자를 대표하여 **김 용 식**

이 책에 대하여

이 책은 고통스러운 목소리를 듣는 사람들을 위한 것입니다. 여러분은 이것을 환청이라고 알고 있을 겁니다. 우리는 이 책을 집필하기 위하여 고통스러운 환청을 듣는 사람들과 같은, 이 분야의 전문가들로부터 많은 도움을 받았습니다. 이 책은 특정 주제로 나누어져 있으며, 연구에 따르면 각 주제는 고통을 증가시킬 수 있는 환청의 한 측면과 관련이 있습니다. 마틴의 이야기는 환청을 듣는 여러분에게 도움이 될 수 있도록, 각 장에서 배울 수 있는 내용을 설명하기 위해 책 전체에서 사용되고 있습니다. 마틴은 허구의 인물이지만 그의 경험은 환청으로 고통을 받는 많은 사람들과 비슷합니다. 이 책의 내용에 대해 더 자세히 알고 싶다면, 함께 제공되는 '고통스러운 환청 극복하기'(마크 헤이워드, 클라라 스트라우소, 데이비드 킹던, 로빈슨, 2012; 김용식 외, 국내 역서, ㈜아이엠이즈컴퍼니, 2020)라는 자습서를 읽는 것이 도움이 될 수 있습니다.

각 주제의 말미에는 논의된 모든 내용을 다루는 '요점' 페이지가 있습니다. 또한 주제를 찾는 방법, 도움이 되는 것과 이를 연습하는 방법에 대해 생각할 수 있는 지면도 있습니다.

책의 뒷면에는 여러분이 배운 것들과 그에 대해 한 일들을 기록하기 위해 사용할 수 있는 일기장(136~137쪽 참조)이 있습니다. 이것을 복사하여 이 책을 읽으면서 당신의 진행 상황을 추적하는데 사용할 수 있습니다.

자료에서 유용한 특정 부분을 강조하는 제목을 찾아보십시오.

최적의 조언

이전에 이 책을 사용한 사람들로부터의 조언

질의 응답

당신이 생각하고 답할 수 있는 질문들이 포함되어 있음

이 책을 이용하기

이 책의 목적은 환청이 당신의 생활에 미칠 수 있는 부정적인 영향을 줄이고자 하는 것입니다. 때로는 환청이 사라지지만, 그게 목적은 아닙니다. 환청은 기억과 약간 비슷해서 희미해지기도 하고 덜 괴로워지기도 하지만 보통 완전히 사라지지는 않습니다.

당신은 당신에게 도움이 될 수 있도록 자유롭게 이 책을 사용할 수 있습니다. 하지만 여기 이전에 이 책을 사용해 본 사람들의 몇 가지 조언이 있습니다.

> 최적의 조언

- 적어 두기 – 이 책을 다 읽을 때까지 당신이 갖고 있는 어떤 생각들이라도 적어 놓는 것이 도움이 될 수 있습니다. 왜냐하면 생각했던 것을 잊어버릴 수도 있고, 특히 기발하거나 정말로 유용한 것을 생각해낼 수도 있고, 또는 나중에 다시 되돌아보기를 원할 수도 있기 때문입니다.

- 한 번 해보기 – 이 책의 일부 활동은 어렵게 느껴질 수도 있지만, 길게 보면 가치가 있을 수 있습니다.

- 자기-주도를 기억하기 – 이 책에 나오는 활동들을 완수하기 위해서는 당신의 시간과 정신적 노력을 쏟는 것이 필요할 것입니다. 흔히 말하듯, 더 많이 노력하면 더 많이 갖게 될 것입니다.

- 이 책에서 쓰여진 순서대로 수행하도록 노력하기 – 일반적으로 사람들은 환청에 대한 믿음을 변화시키려고 하고 환청에 맞서려고 하기 전에 먼저 더 효과적인 대처 방법을 만들고 자아존중감을 향상시키는 것이 도움이 된다고 알려져 있습니다.

- 책을 사용하기 위한 일정한 시간을 정하거나 최소한 다음에 언제 사용할지를 계획하기 – 그냥 내버려두게 되고 잊어버리고 다시 돌아오지 않게 되기가 매우 쉽습니다.

- 한 번 이상 활동하기 – 각 활동에서의 교훈을 배우고 기억하는 데 도움이 되도록 다양한 상황에서 여러 번 수행하는 것이 도움이 될 수 있습니다.

- 다른 사람을 참여시키기 – 가족이나 친구와 같은 다른 사람들과 이 책의 활동에 대하여 논의하고 그들이 당신에게 이것을 이용하라고 상기시키도록 하는 것이 도움이 될 수 있습니다.

- 당신이 의료인을 알고 있다면 이 책을 보여주고 도와줄 수 있는지 알아보십시오.

- 자신의 안전을 지키기 – 이 책을 끝마치는 동안에, 자신이 압도당하거나 환청이 너무 괴로울 때에는 잠시 휴식을 취하고 나중에 다시하고, 필요한 경우 일상적인 지지 수단을 사용하십시오.

- 진행 상황을 확인하기 위하여 시간 내기 – 이 책의 일기장을 사용하여 달성한 목표를 기록하거나 변화된 것이 있는지를 되돌아볼 수 있습니다.

'환청"이란 무엇인가?

> '환청은 말을 하는 사람이나 아무 것도 없는데 누군가 또는 무엇인가가 말하는 것을 듣는 것을 의미합니다.

환청은 다양한 정신건강 문제가 있을 때 흔하게 나타납니다. 그러나 정신건강 문제가 없는 사람들에게도 환청이 들립니다. 환청은 누군가가 큰 소리로 말하는 것처럼 들리며 속삭임부터 매우 큰 소리까지 다양합니다. 환청은 말이 되기도 하고 뒤죽박죽으로 이상하게 들릴 수도 있습니다. 당신이 듣고 있는 것을 다른 사람들은 듣지 못한다고 하기 때문에 혼란스러울 수도 있습니다. 때때로 당신이 듣는 것을 다른 사람들은 들을 수 없다는 것이 믿기가 어려울 수 있지만, 보통은 그들이 환청을 들을 수 있는지 없는지 여부를 당신에게 말할 수 있을 만큼 당신이 충분히 신뢰할 수 있는 누군가가 있습니다. 그저 당신만이 환청을 듣는다면 이 경험을 '환각'이라고 부를 수 있습니다.

환청은 설명하기 어려울 수 있습니다: 누구도 말을 하지 않는데 누군가 말을 하는 것을 어떻게 내가 들을 수 있겠습니까? 때때로 환청이 벽을 통해 또는 멀리서 들리는 것과 비슷할 수 있습니다 – 당신의 이웃이나 기계 또는 그 밖의 다른 소리처럼 들릴 수도 있습니다. 당신이 생각하는 장소에서 소리가 나는지 확인하고 싶을 수도 있습니다. 누군가가 말을 하지는 않은 것처럼 보인다면, 원인이 무엇인지 알아내는 것이 여전히 도움이 될 수 있습니다. 당신에게 일어나는 다른 일들과 이치에 맞고 이해가 되는 설명을 찾는데 시간이 걸릴 수 있습니다. 그 설명이 얼마나 합리적인지 다른 사람들과 함께 살펴보고 싶을 수 있습니다.

환청은 여러 가지 이유로 발생할 수 있습니다. 예를 들면:

- 심한 수면 부족
- 사별
- 스트레스 또는 외상 경험들

환청은 꿈이나 악몽처럼 그 당시 일어나고 있는 일에 대한 반응일 수 있습니다. 단, 이 꿈들은 깨어나도 꺼지지 않습니다.

환청이 발생하면 '말하기' 과정을 담당하는 뇌 부분이 활성화됩니다. 그것은 뇌에 문제가 있다는 의미가 아니라 뇌에서 일어나고 있는 것을 반영하고 있다는 의미입니다.

"환청"이란 무엇인가?

영국의 배우 앤서니 홉킨스와 축구 선수 비니 존스를 포함한 많은 유명한 사람들이 환청을 보고하였습니다. 사람들이 심한 스트레스를 받거나, 가족을 잃거나, 잠을 잘 못 자는 경우 '환각'을 경험하는 것은 매우 흔한 일입니다.

환청에 대한 경험은 사람마다 다릅니다.

- 친숙한 사람처럼 들릴 수 있기 때문에 때때로 안심할 수 있습니다.
- 때로는 외로움을 덜어줄 수 있는 즐거운 경험이 될 수 있습니다.
- 중립적일 수 있습니다 – 좋지도 나쁘지도 않지만 여전히 약간 혼란스럽습니다.
- 또한 매우 고통스럽고 불편할 수 있습니다.

이 책은 마지막 그룹, 즉 환청이 들리고 그 경험으로 인해 고통스러워하는 사람들을 위한 것입니다.

환청은 듣는 사람의 관점에 따라 다음과 같은 개인적인 경향이 있습니다.

내 용	• 어떤 환청은 불쾌한 말을 하거나 부정적으로 이야기할 수 있습니다. • 어떤 환청은 개인적으로 의미 있는 것을 말할 수 있습니다. • 어떤 환청은 즐겁거나 위로의 말을 할 수 있습니다.
위 치	• 어떤 환청은 특이한 장소(방 구석)에서 들리거나 또는 방송처럼 들릴 수 있습니다. • 때때로 우리 몸 내부로부터 들릴 수 있습니다.
빈 도	• 어떤 환청은 일시적이고 시간이 지나면 사라질 수 있습니다. • 어떤 환청은 더 오래 지속될 수 있습니다. • 어떤 환청은 지속적으로 말을 하는 반면 다른 환청은 가끔씩 말합니다.
정체성	• 어떤 사람들은 한 가지 환청을 들을 수 있고 다른 사람들은 여러 개의 환청을 들을 수 있습니다. • 우리는 환청을 우리가 아는 사람 – 아마도 과거에 알았던 사람 – 으로 인식할 수도 있고, 어떤 환청은 전혀 익숙하지 않을 수 있습니다.

환청을 듣는 모든 사람에게서 환청을 없애는 것이 불가능할 수도 있지만, 이러한 경험을 보다 쉽게 관리할 수 있는 방법은 많이 있습니다. 이 책에 나오는 활동들은 환청과 관련된 고통을 줄이는 데 도움이 되도록 고안되었습니다.

마틴의 이야기

마틴은 44세로 런던의 아파트에서 혼자 살고 있습니다. 부모님 슬하에 누나와 함께 자랐는데 부모님은 끊임없이 다투었고, 한 번은 아버지가 자기 앞에서 어머니를 때리는 것을 목격한 기억이 있습니다. 그가 다섯 살 때, 아버지는 가족을 떠났고 그 후로는 아버지를 보지 못 했습니다. 마틴의 어머니는 2~3년 후 재혼을 했지만, 불행하게도 계속 얻어맞았습니다. 마틴이 나이가 들면서 어머니를 보호하려고 노력했지만 결국 그도 매를 맞게 될 뿐이었습니다. 마틴이 11살이 되었을 때 어머니는 의붓아버지와의 관계를 끝냈고, 이후 16살까지 어머니와 같이 살다가 군에 입대하였습니다. 불행하게도 마틴은 군에서 왕따를 당했으며, 18살 때 처음으로 환청을 듣기 시작했고 의병 제대하였습니다. 그는 '너는 약하고 너 스스로를 지킬 수 없으며 왕따를 당할 만하다'고 말하는 의붓아버지의 목소리를 들었습니다. '너는 착하지 않고 가치도 없으며, 아무도 너를 사랑하지 않을 거야'라는 소리도 들렸습니다. 환청은 거의 매일 들렸습니다. 환청이 처음 시작되었을 때 마틴은 두려움을 느껴서 가능한 한 집 밖으로 나가지 않았고, 친구나 어머니, 누나를 만나는 것도 피했습니다. 그는 환청을 의붓아버지가 자신과 대화하는 것이라고 믿었고, 자신에 대한 내용이 사실이라고 믿었습니다.

마틴은 제대 후 직장생활을 꾸준히 하지 못했습니다. 몇 번 취직을 했지만, 환청 때문에 너무 힘들어서 결근을 하게 되면서, 스스로 일을 그만두거나 해고당했습니다. 어린 시절 친구들과는 연락이 끊겼지만, 어머니와 누나는 정기적으로 만났습니다. 의붓아버지의 환청은 계속 들렸는데, 모욕을 주고 그를 해치겠다고 협박도 하였습니다. 마틴은 여전히 환청이 말하는 것을 모두 사실이라고 믿었으며 환청이 그를 해칠 수 있는 힘이 있다고 믿었습니다. 당연히, 그는 두려워했고, 잠을 자기도 어렵고, 하루 24시간 내내 TV를 켜 놓음으로써 환청을 듣지 않으려고 했습니다. 술을 마심으로써 잊으려고 노력한 적도 있었지만, 최근 7년 동안은 술은 마시지 않았습니다.

"환청"이란 무엇인가?

> 마틴은 자신의 환청에 대해 아래와 같이 기술했습니다:
>
> '환청은 정말 고통스럽고, 어떤 때는 감당하기 어렵고, 환청이 너무 심할 때는 외출하기도 힘들어요. 가끔은 정말 불안해 전전긍긍하며, 심하면 공황 발작까지 경험합니다.'
>
> '환청이 들릴 때는 친구나 가족에게 이야기할 수 있는 것이 아니기 때문에 매우 외롭고, 혼자 견뎌야 하며 소외감을 느낄 때가 많아요.'

마틴의 이야기는 우리가 환청에 대응할 수 있는 방법을 강력하게 시사해 줍니다. 당신이 환청을 들으면서 마틴과 비슷한 느낌을 받았다면, 그런 경험은 무척 흔한 일이고, 좋아질 수 있다는 점을 명심하십시오. 사실, 마틴은 회복하기 시작했으며, 이 책은 그 회복의 여정을 따라가게 될 것입니다.

1부 : 대처하기

1
환청에 대처하기

첫 번째 주제에서 우리는 고통스러운 환청에 대처하는 다른 방법들을 살펴볼 것입니다. 변화는 상황을 개선하기 위한 조치를 취하는 것(환청으로 인한 고통을 줄이는 것)인 반면, 대처는 상황이 악화되는 것을 막기 위한 조치를 취하는 것입니다. 대처와 변화의 이러한 차이는 중요하지 않은 것처럼 보일 수 있지만 실제로는 우리의 환청과 함께 더 나은 곳으로 갈 수 있는 디딤돌이 될 수 있습니다.

우리는 환청에 대처하는데 두 가지 방법을 생각할 수 있습니다:

환청이 시작되기 전에 어떤 일이 일어납니까?	환청이 시작한 후에는 어떤 일이 일어납니까?
고통스러운 환청을 더 듣게 되는 특정 상황이 있습니까?	환청이 들릴 때 어떻게 반응합니까?
환청을 더 고통스럽게 느끼는 특정 상황이 있습니까?	환청이 말하기 시작할 때 사용하는 대처 방법은 무엇입니까?
어김없이 고통스러운 환청을 유발하는 특정 느낌이 있습니까?	이러한 대처 방법은 얼마나 도움이 됩니까?

2
환청을 듣기 전: 유발 요인은?

환청은 때로는 예측할 수 있으며 특정 **시간**에, 특정 **장소**에서 또는 특정한 방식으로 **느낄** 때에 일어날 수 있습니다. 예를 들어:

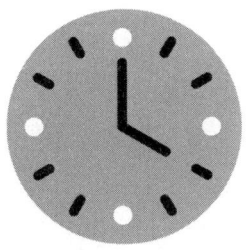

시간: 밤 시간은 종종 환청이 더 활발하고 고통스러울 수 있는 시간으로 보고됩니다. 또한, 환청은 당신이 덜 활동적이고 당신의 주의를 분산시키는 것이 적을 때 다루기가 더 어려워질 수 있습니다.

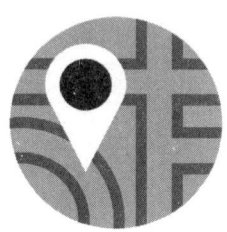

장소: 또한 환청은 집의 특정한 방에 있거나 외출하여 사람들이 많은 곳에 들어갈 때 일어나고 더 고통스러울 수 있습니다.

기분: 환청은 스트레스, 우울감 또는 정말 피곤할 때와 같이 부정적인 기분을 느낄 때 일어날 수 있습니다.

환청의 양상을 더 잘 인식하는 것이 도움이 될 수 있습니다. 자신의 환청이 언제 어디서 더 많이 발생하고 고통스러운지 안다면 대처 방법을 사용할 준비를 할 수 있습니다.

아래 질문에 답해 보십시오 – 환청이 들리는 시간과 장소, 그 때의 기분을 기록해 보십시오.

질의 응답

하루 중 언제 환청이 활발하거나 고통을 더 느낍니까?

_____

_____

_____

_____

어느 장소에서 환청이 가장 활발하거나 고통을 더 느낍니까?

_____

_____

_____

_____

> 환청이 시작되기 전에는 **어떤 기분**이 듭니까?
>
> _____
>
> _____
>
> _____
>
> 환청을 촉발하는 것으로 추정되는 것들이 있습니까?
>
> _____
>
> _____
>
> _____
>
> _____

지금까지 살펴보았듯이, 환청은 특정 시간이나 장소 외에도 부정적인 기분에 의해 유발될 수도 있습니다. 만약 자신의 부정적인 기분을 관리하여 심각한 수준까지 가지 않도록 조절하는 방법을 안다면, 환청에 대처하는데 도움이 될 것입니다.

부정적인 기분을 관리하는 한 가지 옳은 방법은 없습니다 – 사람마다 효과가 다르기 때문입니다. 부정적인 기분과 스트레스를 관리하기 위한 몇 가지 아이디어는 다음

과 같습니다:

- 따뜻한 물로 목욕하기
- 점진적 근육이완 연습(근육을 긴장시킨 다음 이완하며, 발에서부터 시작하여 전신으로 진행함)
- 음악 듣기
- 운동하기
- 조용한 장소 찾기
- 규칙적인 수면 습관(매일 같은 시간에 취침 및 기상하기).

당신에게 맞는 다른 아이디어가 있습니까?

_____

_____

_____

_____

> 최적의 조언

스트레스를 관리하는 방법에 대한 아이디어를 생각하는 것이 어렵다면, 환청을 듣는 다른 사람들이 찾아낸 도움이 되는 방법들을 조사하는 것이 도움이 될 수 있습니다. 예를 들어, 정신건강 인터넷 포럼(예: www.hearing-voices.org), 정신건강 페이스북 그룹(예: Drop the Disorder) 또는 유투브 동영상(예: 'hearing voices network' 검색).

3
환청을 들은 후: 대처 방법

환청이 들리기 시작하여 고통을 주게 되면 당신은 어떻게 반응합니까? 음악을 듣거나 텔레비전을 시청하거나 바쁘게 지내면서 환청을 무시하거나 주의를 돌리려고 하십니까? 때로는 환청에게 반박하고 논쟁하려고 하십니까? 아마도 당신은 오랜 시간에 걸쳐 효과가 있었던 전략이나 그렇지 않은 많은 다른 전략을 시도했을 수 있습니다 – 비법은 없습니다!

이 주제의 목표는 당신의 대처 전략을 보다 유용하게 만드는 방법을 찾고 어떤 것이 환청을 악화시키는지 확인하는 것입니다.

> **어떻게 하면 당신의 대처 방법이 더 도움이 될까요?**

- 더 큰 도움을 받을 수 있도록 조정할 수 있습니까?
- 환청으로 더 괴로워지기 전에 대처 방법을 사용할 수 있습니까?
- 어떤 대처 방법이라도 더 자주 사용할 수 있습니까?

최적의 조언

다음은 사람들이 대처 방법을 보다 효과적으로 만들었던 몇 가지 예입니다.

1. 환청이 시작되자마자 헤드폰으로 음악을 듣기.

2. 주의 집중에 도움이 될 수 있는 즐겁고 만족스러운 활동에 더 정기적으로 참여하기. 예를 들어 컴퓨터 게임을 하거나 취미 활동을 하거나 다른 사람들과 어울리기.

3. 환청이 유발되는 시점에 전략적으로 사용할 수 있는 장비를 갖추기. 예를 들어 군중 속으로 나갈 때 헤드폰을 사용하기.

마틴의 이야기

> 마틴은 환청이 괴롭히면 아이팟으로 록 음악을 듣습니다. 음악이 환청을 들리지 않게 하여 그가 대처하는 것을 도와줍니다. 마틴은 또한 음악에 빠져들 수 있어서 환청이 말하는 것을 무시할 수 있었습니다.

당신의 대처 방법 중 어떤 것이 우연히 상황을 악화시키지는 않는지 살펴보는 것이 중요합니다. 우리는 종종 반사작용처럼 환청에 매우 본능적으로 반응합니다. 예를 들

환청을 들은 후: 대처 방법

어, 우리는 본능적으로 환청에 말대꾸를 시작할 수 있으며 그것이 일어나고 있다는 것을 깨닫기도 전에 우리는 논쟁을 하고 더 속상해 합니다. 또한 때로는 단기적으로 도움이 되는 것처럼 보이는 대처 방법이 장기적으로는 상황을 악화시킬 수 있습니다. 집에 머물고 사람들을 피하는 것이 단기적으로는 도움이 될 수 있지만 장기적으로는 삶의 질을 제한할 수 있습니다.

당신의 대처 방법 중 어떤 것이 상황을 악화시킵니까? 당신의 대처법이 장기적으로는 상황을 더 악화시킬 수 있습니까? 그렇다면 이 방법의 사용을 중단하거나 덜 사용할 수 있습니까? 예를 들면, 환청에 말대꾸를 하지 않으려고 노력하면 어떤 일이 일어납니까?

> **대처 방법이 어떻게 상황을 더 악화시킵니까?**
>
> - 당신의 대처 방법 중 환청을 더 고통스럽게 만드는 것이 있습니까?
> - 대처 방법 중 단기적으로는 도움이 되지만 장기적으로는 상황을 더 악화시키는 것이 있습니까?
> - 대처 방법 중 환청을 더 오래 지속시키는 것이 있습니까?

최적의 조언

여기에 사람들이 사용하는 대처 방법 중 장기적으로는 환청을 악화시키는 몇 가지 예가 있습니다.

1. 화를 내며 말다툼하기.
2. 수용하고 대처하기보다 무시하려고 하기.
3. 과도한 양의 알코올 섭취.
4. 불법 약물 복용.

질의 응답

다음의 질문을 사용하여 현재 당신이 사용하는 대처 방법에 대해 생각해 보는 것이 유용할 수 있습니다. 환청에 더 잘 대처할 수 있고 통제력이 더 크다고 느끼면 대처 방법이 효과가 있다고 말할 수 있습니다.

환청이 들리기 시작하면 **어떻게** 반응합니까? (예: 주의를 돌리기, 무시하기, 말대꾸하기, 긴장풀기)

_____

_____

_____

_____

대처방법을 언제 사용합니까? (예: 시간, 장소, 상황)

_____
_____
_____
_____

이러한 대처 방법이 얼마나 **도움이 되었습니까?**

0   1   2   3   4   5   6   7   8   9   10
◄─────────────────────────────────────►
전혀 아니다   매우 도움이 된다

이러한 대처 방법 중 환청을 악화시키거나(예: 소리를 지르면서 대꾸하면 환청이 더 커짐) 기분을 더 나쁘게 만드는 것이 있습니까?

_____
_____
_____

> 대처 방법 중 단기적으로는 도움이 되지만 장기적으로는 상황을 악화시키는 것이 있습니까?
>
> _____
>
> _____
>
> _____
>
>
> 더 자주/다르게 사용할 수 있는 대처 방법이 있습니까? 언제 무엇을 할 겁니까?
>
> _____
>
> _____
>
> _____

당신이 대처 방법을 시도해 보았다면, 얼마나 효과적이었는지 점검하십시오:

- 문제를 해결하지는 못했지만 조금이나마 도움이 되었습니까?
- 다르게 할 수 있었습니까?
- 다시 사용해 볼 가치가 있습니까?
- 아니면 다른 방법을 시도해 보겠습니까?

_____

_____

_____

_____

다른 사람들과 시간을 보내는 것은 환청에 대처하는 데 유용한 전략이 될 수 있습니다. 다른 사람들과 함께 있으면 정신을 집중하고 환청에서 주의를 딴 데로 돌릴 수 있습니다.

사람들과 더 많이 어울리는 방법에 대한 몇 가지 아이디어는 다음과 같습니다:

- 다른 사람들과 긍정적인 일을 하십시오. 산책하러 가거나, 커피를 마시러 가거나, 게임을 하거나, 스포츠 경기를 보거나, TV 프로그램을 보거나, 영화를 보러 가십시오.
- 당신의 환청을 이해하는 것처럼 생각되는 사람들과 이야기하십시오.
- 오래된 취미를 유지하십시오.
- 오랜 친구에게 전화하십시오.
- 새로운 관심사를 찾으십시오.

- 정신건강 기관에서 운영하는 온라인 소셜 네트워킹 사이트를 사용해 보십시오.
- 집 안팎에서 작업활동을 하십시오.
- 다른 아이디어가 있습니까?

_____

_____

_____

_____

마틴의 이야기

> 마틴은 예전에 함께 시간을 보냈던 친구들과 연락을 유지하기 위해 페이스북을 사용합니다. 그는 오랜 친구 몇몇에게 만나자고 할까 생각 중이지만, 그렇게 하는 것에 대해 상당히 긴장하고 있습니다. 그는 환청이 어떻게 반응할지 우려하고 있습니다.

최적의 조언

정신건강 관리

환청 경험을 이해하는 정신보건 종사자와 이야기하는 것은 큰 도움이 될 수 있습니다.

약물 치료도 있습니다. 고통스러운 환청을 듣는 사람들에게 도움이 될 수 있습니다. 때때로 복용량을 변경하는 것이 도움이 될 수 있습니다(제일 먼저 치료자 또는 의사와 약물의 변경 사항에 대해 논의하십시오).

약이 모든 사람에게 항상 도움이 되는 것은 아니며 부작용이 문제가 될 수 있습니다. 그리고 누구도 필요하지 않은 약을 복용하고 싶어하지는 않습니다. 따라서 도움이 되는지 확신이 서지 않으면 처방한 의사와 이야기하고 상황을 설명하여 지속적으로 복용하게 될 때의 장단점을 가늠할 수 있도록 하십시오. 약물의 가치에 대해 동의하지 않더라도 의료인과 계속 연락하는 것이 중요합니다. 정신건강이 악화될 수 있다는 조기 징후를 파악함으로써 신속하게 조치를 취할 수 있게 됩니다. 그렇다고 해서 자동으로 약물을 늘리거나 다시 복용하는 것은 아닙니다. 의료인과 논의하면 가장 잘 관리할 수 있는 방법을 찾는 데 도움이 될 수 있습니다.

자신에게 맞는 대처 방법을 찾는 데에는 약간의 끈기와 시행착오가 수반될 수 있습니다. 사람은 서로 다르므로, 서로 다른 대처 방법이 도움이 더 되거나 또는 덜 될 수도 있습니다.

4
요 점

- 고통스러운 환청을 유발하는 시간, 장소 및 기분을 잘 알아채면 도움이 될 수 있습니다.

- 당신이 현재 고통스러운 환청에 대처하는 방법을 자세히 살펴보는 것도 도움이 될 수 있습니다. 어떤 대처방법이 가장 도움이 됩니까? 도움이 되지 않는 방법이 있습니까? 단기간에는 도움이 되지만, 장기적으로는 도움이 안되는 것이 있습니까?

- 현재의 대처법을 더 효과적이도록 수정할 수 있습니까?

- 당신에게 맞는 또 다른 대처법을 찾기 위해 새로운 방법을 시도할 수 있습니까?

- 약물 치료에 대해 생각하고 논의하십시오. 약물을 복용 중이든 아니든 약물이 도움이 될 수 있습니까? 가장 효과적으로 사용할 수 있도록 약물 치료의 장단점을 고려하십시오.

- 사용 중인 다양한 대처법을 꾸준히 기록하고 그 효과에 대해 지속적으로 모니터링 하십시오.

메 모

_____

_____

_____

_____

_____

_____

_____

_____

대처하기 주제에 대한 성찰하기

이 주제로 작업한 후에, 학습한 내용을 되새기는 시간을 갖는 것이 도움이 될 수 있습니다. 이러한 각 질문에 대한 답변을 작성할 수 있는 지면과 자신의 생각을 추가할 수 있는 지면이 있습니다.

요 점

이 주제를 어떻게 찾았습니까?	이 주제에서 무엇을 배웠습니까?
_____ _____ _____ _____ _____ _____ _____	_____ _____ _____ _____ _____ _____ _____
이 주제에서 당신이 택할 수 있는 한 가지 좋은 점은 무엇입니까?	**다음 주에 어떤 긍정적인 행동을 취할 수 있습니까?**
_____ _____ _____ _____ _____ _____ _____	_____ _____ _____ _____ _____ _____ _____

개인적 성찰

2부 : 나

5
탐정 되어보기

다음에 나오는 두 가지 주제에서 당신 자신과 환청에 대해 가지고 있는 믿음을 확인하라는 요청을 받을 것입니다. 이런 믿음이 도움이 되는지 안되는지를 생각하게 될 겁니다. 만약 그것들이 도움이 되지 않는다고 결정을 한다면 당신은 이런 믿음이 정확한지를 확인하고 싶을 것입니다.

여기서 당신은 자신의 믿음을 증명하거나 반증하는 증거를 찾고 조사하는 호기심 많은 탐정 역할을 해야 할 것입니다. 하지만…

확증 편향을 주의하십시오!

확증 편향이란?

사람들은 자신의 믿음을 뒷받침하는 정보를 찾고
기억할 가능성이 더 높으며,
믿음을 뒷받침하지 않는
정보를 고려하지 않으려 합니다.
이것을 확증 편향이라고 합니다.

마틴을 다시 살펴본다면...

마틴의 이야기

마틴의 자신에 대한 부정적 믿음 중 하나는 "나는 멍청하다"입니다.

그는 어린시절에 자신을 이런 시각으로 바라보게 되었고, 그럴듯한 이유가 있는 듯 보였습니다: 그는 초등학교 다닐 때 읽고 쓰기 위해 애를 썼지만 자신이 할 수 없는 일을 다른 아이들은 하는 것을 알아차렸습니다. 또한 마틴에게 더 열심히 하라고 말하는 선생님도 계셨습니다. 그는 여덟 살 때 근시 진단을 받고 안경을 쓰기 시작했습니다. 이렇게 되자 그의 글쓰기와 읽기는 친구들의 수준을 따라잡게 되었습니다. 그러나 이 시점에서 '나는 멍청하다'는 그의 믿음은 그의 마음 속에 확고히 뿌리박고 있었습니다.

성인이 된 마틴은 왜 이런 믿음이 사실인지를 알아차리는데 매우 능숙해졌습니다. 예를 들면, 처음 운전면허 시험에서 떨어졌을 때입니다. 그는 또 왜 이런 믿음이 사실이어야 하는지에 대한 이유를 앞서서 생각하였고 이전에 선생님으로부터 들었던 비판적인 말을 기억하곤 했습니다. 마틴이 자신의 믿음을 지지하는 더 많은 이유를 알아낼수록 그는 그것이 사실일 것이라고 더 믿게 되었습니다.

우리 모두가 하는 또 다른 일은 우리의 믿음을 뒷받침하지 않는 **증거를 무시**하는 것입니다. 예를 들면. 마틴은 두 번째 운전면허 시험에 합격했을 때도 '나는 멍청하다'라는 자신의 믿음을 바꾸지 않았습니다. 어떤 사람들은 우리의 믿음에 맞게 **증거를 왜곡**합니다. 그래서 마틴은 친구들로부터 그들의 우정을 얼마나 소중히 여기는지를 듣고 기쁨을 느끼기 보다는, 친구들이 자신이 멍청하기 때문에 불쌍하게 여긴다고 생각할 것입니다.

이런 이유들로, 일단 우리가 믿음을 갖게 되면 그것을 뒷받침하는 증거를 찾으면서 시간이 지날수록 더 강해지는 경향이 있고, 그것을 뒷받침하지 않는 증거는 무시하고 심지어 들어맞도록 증거를 왜곡시킵니다

> 이런 확증 편향은 우리가 사실이 아닐 수도 있는 도움이 되지 않는 믿음을 유지하고 있을 때 문제가 될 수 있습니다. 이 점을 염두에 두고 **'호기심 많은 탐정'** 역할을 맡아보십시오 – 증거를 보고 자신의 믿음에 의문을 던져보십시오.

6
자아존중감

우리 모두는 우리가 어떤 사람인지에 대한 생각과 의견을 가지고 있습니다. 낮은 자아존중감이란 우리 자신에 대해 전반적으로 부정적인 경우입니다. 즉 자신이 어떤 사람인지에 대해 부정적인 믿음을 가질 때입니다. 낮은 자아존중감과 고통스러운 환청은 함께 나타나는 경향이 있습니다. 낮은 자아존중감이 당신에게 문제가 되는지를 알아보려면 아래의 로젠버그 자아존중감 척도[1]로 평가해보는 것이 도움이 될 수 있습니다. 자신에게 가장 잘 맞는 항목을 선택해서 점수를 더해 보십시오.

		항상 그렇다	대체로 그렇다	대체로 그렇지 않다	항상 아니다
1	나는 내 자신에 대하여 대체로 만족한다.	3	2	1	0

---

[1] '사회와 청소년 자아상', 로젠버그, 프린스턴 대학 출판사, 1965
Society and the adolescent Self-Image, Rosenberg M., Princeton University Press; 1965

2	나는 때때로 나에게 좋은 점이라고는 전혀 없다는 생각이 든다.	0	1	2	3
3	나는 내가 좋은 성품을 가졌다고 생각한다	3	2	1	0
4	나는 대부분의 다른 사람들과 같이 일을 잘 할 수가 있다	3	2	1	0
5	나는 자랑할 것이 별로 없다	0	1	2	3
6	나는 가끔 내 자신이 정말 쓸모 없는 사람이라는 느낌이 든다	0	1	2	3
7	나는 내가 다른 사람들처럼 가치 있는 사람이라고 생각한다	3	2	1	0
8	나는 내 스스로를 더 존중하지 못해 안타깝다.	0	1	2	3
9	나는 대체로 실패한 사람이라는 느낌이 든다	0	1	2	3
10	나는 나 자신에 대하여 긍정적인 태도를 가지고 있다.	3	2	1	0
	소계				
	나의 총점은				

대부분의 사람들은 22점 내지 23점 정도이지만, 당신이 이보다 점수가 낮다면 대부분의 사람보다 자아존중감이 더 낮을 수 있습니다.

7
핵심 믿음

어떤 사람이 낮은 자아존중감을 갖게 되는 데는 많은 이유가 있는데, 대부분은 어린 시절에 자아존중감이 발달하기 시작합니다. 환청을 듣는 사람들은 특히 어린 시절에 어려운 경험을 했을 가능성이 높습니다.

왜 당신의 자아존중감이 낮은지 이해하려면 당신의 핵심 믿음을 파악하는 것이 도움이 될 수 있습니다. 핵심 믿음은 '나는 ……'로 표현되며 항상 사실이라고 생각되는 믿음입니다(예를 들면, 상황에 따라 변하지 않습니다). 그것은 긍정적일 수도 있고 부정적일 수도 있습니다. 만약 당신이 자아존중감이 낮다면 당신은 긍정적인 믿음 보다는 부정적인 핵심 믿음을 더 많이 가지고 있을 것입니다.

긍정적 핵심 믿음의 예	부정적 핵심 믿음의 예
'나는 가치 있는 사람이다'	'나는 멍청하다'
'나는 우호적이다'	'나는 연약하다'
'나는 친절하다'	'나는 호감형이 아니다'

핵심 믿음

핵심 믿음은 앞에서 살펴본 확증 편향 때문에 시간이 지날수록 강해질 수 있습니다. 우리 모두는 우리의 믿음에 부합하고 뒷받침하는 증거를 기억하고 알아차리는 경향이 있습니다. 우리는 또한 우리의 믿음에 반하는 증거를 무시하는 경향이 있습니다. 이것은 우리가 우리의 핵심 믿음을 뒷받침하는 많은 증거들은 기억하고 핵심 믿음을 뒷받침하지 않는 증거들은 잊어버릴 수 있다는 것을 의미합니다. 이렇게 되면 우리가 핵심 믿음을 더 쉽게 믿을 수 있게 됩니다.

만약 우리 자신에 대해 부정적으로 믿는다면 우리의 환청은 힘을 갖고 우리를 지배하며 환청이 하는 어떤 불쾌한 말도 사실이라고 더 쉽게 믿게 됩니다. 만약 당신이 낮은 자아존중감의 문제가 있다는 것을 알았다면, 당신은 부정적인 핵심 믿음을 찾아내고 이 핵심 믿음이 당신에게 어떤 영향을 미치는지 생각해보는 것이 도움이 될 수 있습니다.

당신의 부정적인 핵심 믿음이 환청이 말하는 고통스러운 것과 매우 유사하고 심지어 동일하다는 것을 발견할 수 있습니다. 예를 들어 '넌 쓸모 없어'라는 말은 '나는 쓸모 없어'라는 생각을 하게 만듭니다.

> 힘들었던 자신의 어린 시절 경험 때문에 마틴은 자신은 연약하고 취약하며 쓸모가 없고 어떤 가치도 없다고 결론을 내렸습니다. 이 항목의 연습을 위해, 마틴은 자신이 연약하고 취약하다는 믿음을 선택하여 작업하기로 하였습니다.
>
> 작업할 핵심 믿음: '나는 연약하고 취약하다.'

최적의 조언

호기심 많은 탐정 역할을 하고 있다는 것을 기억하고 확증 편향을 조심하십시오(자세한 내용은 27-29 페이지 참조). 이 주제에 어려움을 느낀다면, 더 객관적인 견해를 가진 친구, 가족, 또는 보건 전문가의 지원을 받는 것이 도움이 될 수 있습니다.

나 자신에 대해 가지고 있는 부정적 핵심 믿음은 '나는 _____'라는 것이다.

당신은 이 부정적인 믿음이 사실이라고 얼마나 확신합니까?

'나는 지금 이 핵심 믿음이 사실이라고 ___% 확신한다.'

핵심 믿음　　　　　　　　　　35

이 부정적인 믿음이 당신에게 어떤 영향을 미칩니까?

나는 …를 느낀다. 느낌을 한 단어로 말해보십시오.	느낌의 강도(%), 여기서 100%는 최대한 강한 느낌을 말합니다.	신체 감각. 그런 느낌이 들 때 당신의 신체에서 뭔가를 느끼십니까?

8
증거 찾기

믿음은 사실과 같지는 않습니다; 그것은 최상의 추측일 뿐입니다. 확증 편향 때문에 이런 추측을 할 때 몇 가지 중요한 증거를 놓칠 수 있습니다. 추측이 정확한지에 대해 더 자신감을 가질 수 있도록 천천히 모든 증거를 살펴보는 것이 도움이 될 수 있습니다.

이전에 확인했던 부정적인 핵심 믿음을 가지고, 이 믿음이 항상 완전히 사실은 아니라는 것을 의미하는 증거와 경험을 생각해봅시다.

최적의 조언

증거를 찾는 것이 어려울 수도 있으니 당신의 삶에서 여러 다른 시기에 대해 생각해 보거나, 가족이나 친구들에게 예를 생각해 볼 수 있는지 물어보십시오. 큰 일뿐 아니라 작은 일도 좋습니다.

이 부정적 핵심 믿음이 항상 완전히 사실은 아니라는 증거와 경험은…
1
2
3
4
5
6
7
8
9
10

증거를 검토한 후, 당신은 이 부정적 핵심 믿음이 사실이라고 얼마나 확신합니까?

'지금 나는 이 핵심 믿음이 사실이라고 ___% 확신한다.'

마틴의 이야기

> 마틴의 부정적 핵심 믿음: '나는 연약하고 취약하다."
>
> 이런 부정적인 핵심 믿음이 항상 완전히 사실은 아니라는 증거와 경험.
>
> 1. 나는 혼자 살면서 누구의 도움도 받지 않고 살아가고 있다.
>
> 2. 나는 군에 입대해서 훈련을 마쳤다: 몇몇 다른 사람들은 중도 탈락을 해야 했다.
>
> 3. 나는 체력이 꽤 좋다.

질의 응답

당신의 믿음에 대한 확신이 조금이라도 바뀌었습니까?

네 / 아니오

만약 바뀌었다면, 당신의 확신이 커졌습니까 아니면 줄었습니까?

커짐 / 줄었음

믿음에 대한 확신이 **줄었다면**, 이것은 좋은 일이니 증거를 계속 모으십시오!

믿음에 대한 확신이 **커졌다면**, 이는 확증 편향이 슬쩍 끼어들었다는 것을 의미할 수 있습니다 - 당신이 증거를 검토하고 증거가 이 믿음이 항상 완전히 사실은 아니라는 것을 보여주는지를 확인하는 것이 도움이 될 수 있습니다.

만약 확신이 **같다면**, 이는 충분히 이해가 가능합니다 - 핵심 믿음은 일반적으로 오랫동안 존재해 왔기 때문에 그것을 변화시키는 데 시간이 걸릴 수 있습니다.

최적의 조언

당신의 핵심 믿음의 정확성을 자신있게 평가할 수 있는 모든 증거를 모으려면 시간이 걸릴 수 있습니다. 부정적인 핵심 믿음이 항상 완전히 사실은 아닌 사례가 많아짐에 따라 시간이 지나면서 이 목록에 계속 추가할 수 있습니다.

만약 이것이 도움이 되었다면, 또 다른 부정적인 핵심 믿음을 가지고 이 과정을 반복하는 것이 좋을 것입니다. 여기에는 다음과 같은 것이 포함됩니다:

1. 부정적 핵심 믿음을 확인하기.

2. 이 믿음이 사실이라는 확신을 평가하기.

3. 부정적인 핵심 믿음이 항상 완전히 사실은 아니라는 것을 보여주는 증거 찾기.

4. 증거를 검토한 후 자신이 얼마나 확신하는지를 평가하기.

5. 믿음에 대한 확신이 줄어들지 않았다면, 증거를 검토하거나 더 많이 모으거나 또는 다른 사람들에게 증거를 모으는데 도움을 요청하는 것이 도움이 될 수 있습니다.

9
더 유용한 대체 믿음

핵심 믿음은 다른 강한 믿음처럼 오랜 기간에 걸쳐 발전해 왔기 때문에, 그들이 변하는 징후가 나타나기까지 시간이 걸릴 수 있습니다. 당신의 부정적인 핵심 믿음에 대한 찬반 증거를 계속 찾는 것이 도움이 될 수 있고 또 다른 부정적 핵심 믿음으로 이 연습을 해보는 것이 좋을 수도 있습니다.

우리의 부정적 핵심 믿음을 재검토하는 것뿐만 아니라, 우리의 자아존중감을 높이기 위해 대체 가능하고 더 유용한 믿음을 강화하기 위한 노력을 할 수 있습니다. 당신이 조금 진실하다고 느끼거나 또는 자신에 대해 느끼고 싶은, 대체할 수 있고 더 도움이 되는 핵심 믿음을 생각해 보십시오. 그리고나서 이 믿음에 대한 찬반 증거를 생각해 보십시오. 그것이 사실이 아닌 이유를 생각하는 것이 보통은 더 쉽기 때문에 왜 그것이 사실인지를 생각하기 위해서는 조금 더 노력해야 할 수도 있습니다.

> 최적의 조언

예를 들어, '부모님/배우자가 방 청소/쇼핑하는 것을 도와 드렸다'와 같이 너무 하찮은 것 같다는 이유로 무시하지는 마십시오. 이 모든 것들이 쌓여서 긍정적으로 생각하고 최선을 다하려는 당신의 모습을 만듭니다.

다음은 당신이 사용하고 싶어할 수 있는 몇 가지 대체 믿음의 예입니다…

'나는 존경받을 만하다', '나는 소중하다', '나는 재능이 있다', '나는 성공적이다',

'나는 착하다', '나는 재미있다'.

> 최적의 조언

자존감이 낮으면 대체 믿음을 생각하기 어려울 수 있습니다. 대신, 다른 사람들이 당신에 대해 어떤 긍정적인 말을 할 수 있는지를 생각해 보는 것이 더 쉬울 수 있습니다. 예를 들어, 가족/친구/이웃/보건 전문가에게 당신에 대한 대체 믿음을 확인해달라는 요청을 하면 그들은 뭐라고 말할까요?

더 유용한 대체 믿음

> 마틴의 더 유용한 대체 믿음: '나는 호감형이다'.
>
> 이런 믿음을 뒷받침하는 증거와 경험:
>
> 1. 피트가 계속 나를 찾아온다; 나를 싫어하면 그렇게 하지 않을 것 같다.
> 2. 나는 사람들에게 꽤 잘 대해주고 다른 사람의 기분을 상하게 하지 않으려고 노력한다.
> 3. 가게 여점원은 항상 나에게 친절하고, 인사를 건넨다.

최적의 조언

자아존중감이 조금 더 높았던 때를 되돌아보는 것도 또한 도움이 될 수 있습니다. 그때 자신에 대해 가지고 있던 대체 믿음은 무엇이었습니까?

내가 강화시키고 싶은 대체 믿음은…

'나는 _____.'

이 대체 믿음이 사실이라고 얼마나 확신합니까?

'지금 나는 이런 대체 믿음이 사실이라고 ___% 확신한다.'

이제 이 대체 믿음을 **뒷받침하는** 증거와 경험에 대해 생각해 봅시다. 즉, 이 믿음이 사실일 수 있거나, 때때로 사실이거나 또는 항상 사실이라는 것을 보여주십시오. 큰 일뿐 아니라 작은 일도 좋다는 것을 기억하십시오.

대체 믿음을 뒷받침하는 증거와 경험…
1
2
3
4
5
6
7

더 유용한 대체 믿음

8
9
10

믿음은 우리 자신에 대해 우리가 느끼는 방식뿐만 아니라, 우리의 행동에도 영향을 미칠 수 있습니다.

당신의 대체 믿음을 보면서, 만약 그것이 사실이라면 다르게 행동할 수 있는 방법을 생각할 수 있습니까? 아이디어를 생각해보고 여기에 적어보십시오.

> **최적의 조언**

당신은 다른 관점에서 이 질문을 생각하는 것이 더 쉽다는 것을 알게 될 수도 있습니다: 당신의 낮은 자아존중감이 무엇을 못하게 합니까? 만약 당신의 자아존중감이 낮지 않았다면, 지금 상황과는 다르게 무엇을 하고 있을 것 같습니까?

만약 내가 대체 믿음을 사실이라고 100% 확신한다면 나는…

1
2
3
4
5

일단 당신이 몇 가지 행동을 찾아냈다면, 이것들을 시도해보는 것은 어떨까요? 만약 우리가 우리의 대체 믿음이 사실인 것처럼 행동한다면, 이것은 우리가 그것을 더 자주 믿도록 도와줄 수 있습니다. 처음에는 두려울 수 있으니, 먼저 작은 변화부터 시도해보십시오. 이런 과정을 새로운 대체 믿음을 '시험해 보는' 단계로 여겨도 됩니다.

당신이 할 수 있는 구체적인 일들과 언제 그것들을 할 수 있는지를 적어 두는 것이 도움이 될 수 있습니다. 작은 변화로 시작을 하고 준비가 되었을 때 이것을 바탕으로 만들어 가는 것이 도움이 될 수 있습니다

더 유용한 대체 믿음

질의 응답

나의 대체 믿음을 시험하기 위해 무엇을 할 수 있을까요?

_____
_____
_____
_____
_____
_____
_____

마틴의 이야기

> 마틴의 더 유용한 대체 믿음: '나는 호감형이다.'
>
> 만약 내가 이것을 사실이라고 100% 믿는다면 나는…
>
> 1. 매번 피트가 오기를 기다리지 않고, 전화를 해서 만나자고 이야기한다.
> 2. 페이스북에서 오랜 친구들을 많이 찾아보고 연락하려고 노력한다.
> 3. (가게같은 장소에서) 사람들에게 더 미소를 짓는다.

일단 당신이 대체 믿음을 뒷받침할 증거를 모으고 그것을 시험해 본다면, 대체 믿음을 얼마나 믿고 있고 얼마나 변화가 있었는지 스스로에게 다시 한번 묻고 싶을 것입니다.

증거를 검토한 후, 당신은 이 대체 믿음이 사실이라고 얼마나 확신합니까?

'지금 나는 이 핵심 대체 믿음이 사실이라고 ___% 확신한다.'

질의 응답

당신의 믿음에 대한 확신이 조금이라도 바뀌었습니까?

네 / 아니오

만약 바뀌었다면, 당신의 확신이 커졌습니까 아니면 줄었습니까?

커짐 / 줄었음

믿음에 대한 확신이 **커졌다면**, 이것은 좋은 일이니 증거를 계속 모으십시오!

믿음에 대한 확신이 **줄었다면**, 확증 편향이 슬쩍 끼어들었다는 것을 의미할 수 있습니다 – 당신이 증거를 검토하고 이 증거가 당신의 대체 믿음을 뒷받침하는지를 확인하는 것이 도움이 될 수 있습니다.

만약 확신이 **같다면**, 이는 충분히 이해가 가능합니다 – 낮은 자아존중감이 우리 자신에 대해 긍정적인 것을 믿기 어렵게 할 수 있으므로, 이러한 습관을 버리려면 시간이 걸릴 수 있습니다.

만약 이것이 도움이 되었다면, 다른 더 유용한 대체 믿음을 가지고 이 과정을 반복하는 것이 좋을 것입니다. 여기에는 다음이 포함됩니다;

1. 대체 믿음 확인하기.

2. 이 믿음이 사실이라고 얼마나 확신하는지 평가하기.

3. 대체 믿음을 뒷받침하는 증거 찾기.

4. 이 믿음이 사실인 것처럼 행동함으로써 그것을 시험해 보기.

5. 증거를 검토하고 시험한 후 이 믿음이 사실이라고 얼마나 확신하는지 평가하기.

6. 믿음에 대한 당신의 확신이 줄어들지 않았다면, 증거를 검토하거나 더 많이 수집하거나 다른 사람에게 증거 수집에 도움을 요청하는 것도 도움이 될 수 있습니다.

10
요 점

- 우리 자신에 대해 부정적으로 믿는다면, 환청은 힘을 갖고 우리를 지배하며 환청의 불쾌한 말들은 사실이라고 쉽게 믿게 됩니다.

- 우리 자신에 대한 부정적 핵심 믿음의 정확성을 재평가함으로써 낮은 자아존중감을 극복하기 시작할 수 있습니다. 부정적 생각이 사실처럼 보이지만, 정말은 사실이 아닐 수도 있습니다.

- 낮은 자아존중감을 극복하는 다른 방법으로는, 자신에 대한 좀더 유용한 대체 믿음을 찾아 키우는 것입니다.

- 부정적인 생각과 환청이 말하는 내용이 반드시 사실은 아니라는 것을 스스로 상기할 수 있습니다.

- 낮은 자아존중감을 극복하기 시작하면, 우리는 환청이 말하는 부정적인 것들을 무시하고 환청에 신경을 덜 쓰는 것이 쉬워집니다.

- 고통스러운 환청을 극복하기 위해서는 낮은 자아존중감 극복이 중요합니다.

메 모

_____

_____

_____

_____

_____

_____

_____

'나' 주제에 대하여 성찰하기

이 주제로 작업한 후에 학습한 내용을 되새기는 시간을 갖는 것이 도움이 될 수 있습니다 이러한 각 질문에 대한 답변을 작성할 수 있는 공간과 자신의 생각을 추가할 수 있는 공간이 있습니다.

요 점

이 주제를 어떻게 찾았습니까?	이 주제에서 무엇을 배웠습니까?

이 주제에서 당신이 택할 수 있는 한 가지 좋은 점은 무엇입니까?	다음 주에 어떤 긍정적인 행동을 취할 수 있습니까?

개인적 성찰

3부 : 나의 환청

11

환청에 대한 믿음

우리는 앞에서 자신에 대한 부정적 믿음의 정확성을 평가하는 호기심 많은 탐정 역할을 했습니다. 이제 환청에 대한 우리 믿음의 정확성을 조사하기 위해 같은 방법을 사용할 것입니다.

비록 모든 사람들의 환청에 대한 경험은 다르지만, 많은 사람들이 자신의 환청에 대해서 가지고 있는 믿음에는 일반적인 유형이 있습니다. 환청에 대한 세 가지 가장 일반적인 믿음은 아래와 같습니다:

1. 전능	• 환청이 가지고 있는 **힘**에 대한 우리의 믿음과 관련이 있다. • 가끔 사람들은 환청이 **전능하다**고 믿는다.
2. 악의	• 환청의 **의도**에 대한 우리의 믿음과 관련이 있다. • 사람들이 환청이 **나쁜 의도**를 가지고 있다고 믿는 것은 흔한 일이다.

3. 전지	• 우리가 환청이 얼마나 **진실하다**고 생각하는지에 대한 우리의 믿음과 관련이 있다. • 환청은 마치 **모든 것을 알고 있는** 것처럼 보이게 할 수 있다.

만약 환청이 전지전능하고 나쁜 의도를 가지고 있다고 믿는다면, 그 환청은 힘이 없거나 좋은 의도를 가진 것으로 보이는 환청에 비해 우리를 더 고통스럽게 만들 것입니다.

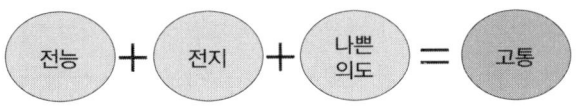

인지행동요법

환청에 대한 인지행동요법은 누군가가 환청을 들을 때 환청에 대한 그들의 믿음이 그들이 느끼고 행동하는 방식에 영향을 미칠 것이라는 생각에 바탕을 두고 있습니다. 다음에 나오는 그림은 ABC 모델을 사용하여 인지행동요법이 효과를 나타내는 방식을 설명하는데 도움이 될 수 있습니다.

환청에 대한 믿음

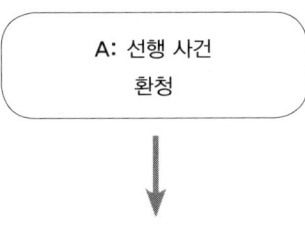

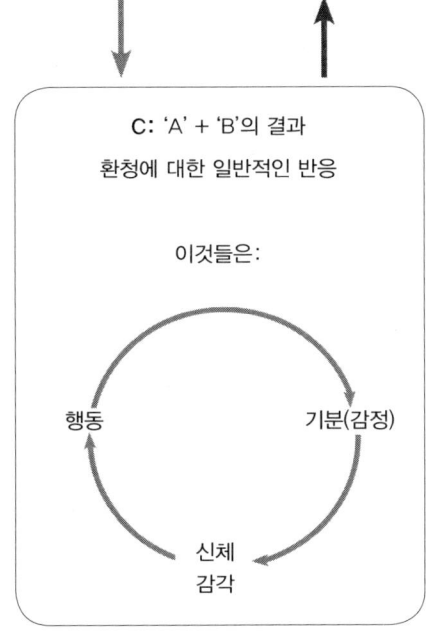

ABC 모델은 어떤 사건에 대한 우리의 믿음에 따라 결과가 달라짐을 보여줍니다. 이는 두 사람이 같은 선행 사건을 경험하지만 서로 다른 결과를 경험할 수도 있다는 것을 의미합니다.

믿음이 결과에 어떻게 영향을 미칠 수 있는지를 보여주는 예가 여기 있습니다. 마틴이 환청과 그 결과에 대해 발전시킨 믿음을 보고 사라의 경우와 비교해 봅시다.

이 그림에서 두 사람이 같은 선행 사건(A)을 경험했지만, 그들의 믿음(B)이 다름을 보여줍니다. 믿음에서의 차이로 인해 다른 결과(C)로 이어질 수 있습니다. 결과에 영향을 미치기 위해서 우리는 우리의 믿음에 대해 생각하고 재평가할 필요가 있습니다. 인지행동요법은 우리가 이것을 하는데 도움을 줄 수 있습니다.

환청에 대한 믿음 확인하기

첫 번째 단계는 자신의 환청에 대해 당신이 어떻게 생각하는지 확인하는 것입니다. 이 작업을 수행하기 전에, 집중할 특정 환청 하나를 선택하십시오. 환청이 두 개 이상이라면 가장 바꾸고 싶은 환청을 선택하는 것이 좋습니다. 만약 군중들이 떠드는 환청을 듣는다면 그에 대한 믿음을 선택하십시오.

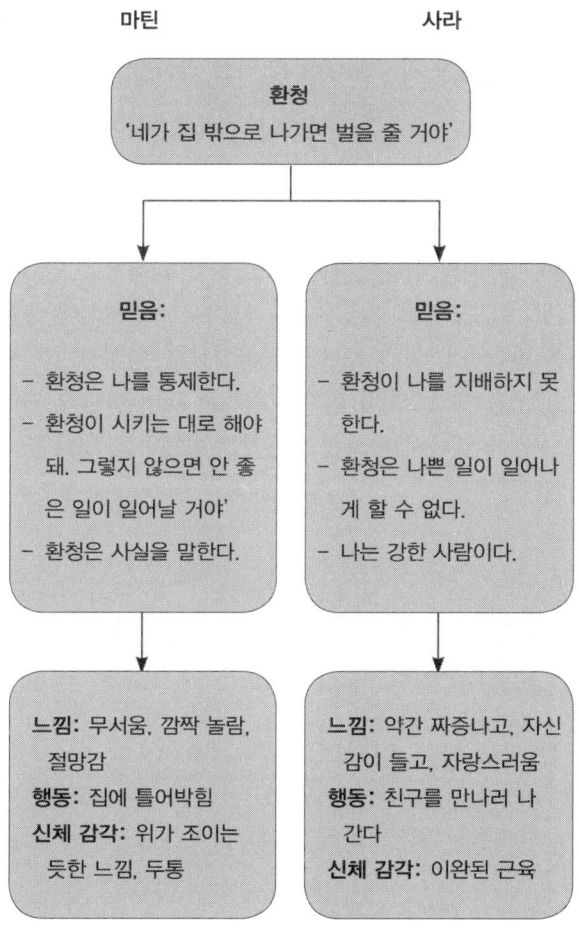

환청에 대해 우리가 어떻게 생각하는지를 알아내는 것은 어려울 수 있습니다. 채드윅, 리즈, 버치우드[2]가 개발한 이 설문지를 작성하는 것이 당신의 믿음을 확인하는

데 도움이 될 것입니다. 높은 점수는 환청의 힘과 통제력 또는 그 해로운 의도에 대한 더 강한 믿음을 의미합니다.

> 최적의 조언

환청이 아래의 설문지 대한 당신의 답에 영향을 미치려고 할 수 있으므로, 환청이 생각하는 것과 당신이 믿는 것을 분리하기 위해 최선을 다하십시오. 환청이 당신에게 무엇을 생각하거나 믿기를 원하는 것이 아니라, 당신이 환청에 대해서 무엇을 믿는지를 확인하는 것이 중요합니다.

		그렇지 않다	확실하지 않다	약간 그렇다	매우 그렇다
1	내 환청은 매우 강하다	0	1	2	3
2	내 환청은 나의 모든 것을 알고 있는 것 같다	0	1	2	3
3	내 환청은 내가 정말로 하고 싶지 않은 일을 하게 만든다	0	1	2	3
4	나는 내 환청을 통제할 수 없다	0	1	2	3

2) '환청에 대한 믿음 설문지-수정판(BAVQ-R)' 'The Revised Beliefs About Voices Questionnaire (BAVQ-R)', Chadwick P., Lees S. and Birchwood M., *Br J Psychiatry*, 2000;177(SEPT):229-232.

5	내가 환청에 따르지 않거나 저항하려고 하면 내 환청은 나를 해치거나 죽일 것이다	0	1	2	3
6	내 환청은 내 삶을 지배한다	0	1	2	3

내 환청의 힘과 통제에 대한 나의 믿음 평가 점수는 ___/18 입니다.

		그렇지 않다	확실하지 않다	약간 그렇다	매우 그렇다
1	내 환청은 내가 했던 일에 대해 벌을 준다	0	1	2	3
2	내 환청은 아무 이유없이 나를 괴롭힌다	0	1	2	3
3	내 환청은 사악하다	0	1	2	3
4	내 환청이 나를 해치려고 한다	0	1	2	3
5	내 환청은 내가 나쁜 일을 하길 바란다	0	1	2	3
6	내 환청은 나를 타락시키고 망치려 한다	0	1	2	3

내 환청의 나쁜 의도에 대한 나의 믿음 평가 점수는 ___/18 입니다.

> 질의 응답

어떻게 됐습니까?

당신의 믿음과 환청의 힘, 통제 및 의도에 대해 무엇을 배웠습니까?

_____

_____

_____

_____

_____

_____

_____

우리는 ABC 모델을 사용하여 우리 환청에 대한 우리의 생각을 더 자세히 살펴보고 이것의 결과를 이해할 수 있습니다. 아래 그림을 사용하여 이 작업을 수행할 수 있습니다.

환청에 대한 믿음

질의 응답

A: 선행 사건
환청이 뭐라고 합니까?

B: 선행 사건에 대한 믿음과 생각
각 문장은 필요에 따라 삭제하십시오:

환청이 매우 강력하다 / 꽤 강력하다 / 약간 강력하다 / 전혀 강력하지 않다고 믿는다.

환청이 나를 완벽하게 통제한다 / 상당히 통제한다 / 약간 통제한다 / 전혀 통제하지 않는다라고 믿는다

C: A와 B의 결과
환청은 내가 어떻게 느끼고 행동하도록 만듭니까?

느낌:

행동:

이러한 연습을 마친 후, 당신이 환청과 관련된 부정적인 믿음을 가지고 있다는 것을 알아차렸을 것입니다. 당신이 가지고 있는 믿음에 대해 생각하고 어떤 것을 다루고 싶은지 결정하는 시간을 갖는 것이 도움이 될 수도 있습니다.

만약 선택하기 어렵다면, 사람들이 그들의 환청에 대해 갖는 가장 일반적인 유형의 부정적인 믿음을 생각해 보는 것이 도움이 될 수 있습니다…

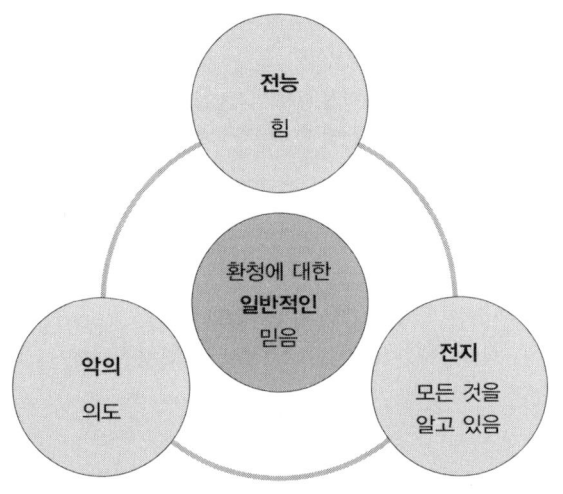

내가 다루고 싶은 환청에 대한 믿음은 … 입니다.

'나는 내 환청이 _____라고 믿는다'

느낌 (한 단어로 적기)	느낌의 강도 (100%는 가장 강한 느낌)	신체 감각 (그런 느낌이 들 때 당신의 신체에서 뭔가를 느끼십니까?)		

당신의 환청에 대한 믿음이 사실이라고 얼마나 확신합니까?

'지금 나는 내 환청에 대한 믿음이 사실이라고 _____ % 확신한다.'

당신의 환청에 대한 믿음이 당신에게 어떤 영향을 미칩니까? ABC 모델에 적어 놓은 정보를 이용하여 이 내용을 기록할 수 있습니다.

12

증거 찾기

인지행동요법은 긍정적인 사고에 관한 것이 아니라 증거를 신중하고 정확하게 분석하는 것에 관한 것입니다. 우리는 '환청에 대한 우리의 믿음에 맞지 않는 증거가 있는가?'라고 스스로에게 물어볼 필요가 있습니다.

당신이 다루기로 결정한 환청에 대한 믿음을 가지고, 그 믿음이 항상 완전히 사실은 **아니라는** 것을 의미하는 증거나 경험을 적으십시오. 큰 일뿐 아니라 작은 일도 좋습니다.

최적의 조언

이렇게 하는 것을 돕기 위해, 당신은 환청을 들었던 모든 시간을 뒤돌아보고 또한 당신의 믿음을 재평가하는데 도움이 되는 증거를 수집할 기회를 자신에게 주고 있는지 생각해 볼 수 있습니다.

증거를 찾는 것은 좀 까다로울 수 있는데, 특히 환청이 당신이 분명하게 생각하는 것을 어렵게 만든다면 더욱

그렇습니다. 증거를 찾는데 도움이 되는 몇 가지 질문은 다음과 같습니다:

- 환청이 한 예측이 100% 정확하지 않았던 때가 있었습니까?
- 환청이 100% 정확하지 않은 말을 했던 때가 있었습니까?
- 환청이 위협을 했지만, 실제로 그런 일이 벌어지지 않은 적이 있었습니까?
- 환청이 시키는 대로 하지 않았던 때가 있었습니까?

마틴의 이야기

> 마틴의 환청에 대한 믿음: '내 환청이 매우 강력하다고 믿는다.'
>
> 이 믿음이 항상 완전히 사실은 아니라는 증거와 경험.
>
> 1. 가끔 나는 환청에 복종하지 않았지만 끔찍한 일은 일어나지 않았다.
> 2. 환청의 위협이 실제로 시행된 적은 없었다.
> 3. 어제 외출했었는데, 나에게 나쁜 일은 일어나지 않았다.

환청에 대한 믿음이 항상 완전히 사실은 아니라는 것을 의미하는 증거와 경험…

1.

2.

3.

4.

5.

6.

7.

8.

9.

10.

당신이 증거를 수집했을 때, 이 믿음을 당신이 얼마나 믿는지 스스로에게 다시 한 번 묻고 싶을 것입니다.

결정을 내리기 전에 당신이 수집한 모든 증거에 대해 생각할 시간을 가지십시오.

증거를 살펴본 후, 당신은 이 부정적인 핵심 믿음이 사실이라고 얼마나 확신합니까?

'지금 나는 이 핵심 믿음이 사실이라고 ___ % 확신한다.'

이제 증거를 수집할 기회가 생겼으니 이 믿음이 덜 확실하다고 믿는 것을 알게 될 겁니다. 반면에, 당신이 처음부터 그랬던 것처럼 그것을 강하게 믿는다는 것을 알아차릴 수도 있습니다. 만약 이런 일이 일어난다면, 당신은 새로운 증거나 경험을 찾는데 더 많은 시간을 보내거나 또는 다른 믿음을 재평가해보고 싶을 겁니다.

질의 응답

당신의 믿음에 대한 확신이 조금이라도 바뀌었습니까?

네 / 아니오

만약 바뀌었다면, 당신의 확신이 커졌습니까 아니면 줄었습니까?

커짐 / 줄었음

> 믿음에 대한 확신이 **줄었다면**, 이것은 좋은 일이니 증거를 계속 모으십시오!
>
> 믿음에 대한 확신이 **커졌다면**, 이는 확증 편향이 슬쩍 끼어들었다는 것을 의미할 수 있습니다 – 당신이 증거를 검토하고 증거가 이 믿음이 항상 완전히 사실은 아니라는 것을 보여주는지를 확인하는 것이 도움이 될 수 있습니다.
>
> 만약 확신이 **같다면**, 이는 충분히 이해가 가능합니다 – 핵심 믿음은 일반적으로 오랫동안 존재해 왔기 때문에 그것을 변화시키는 데 시간이 걸릴 수 있습니다.

만약 이것이 도움이 되었다면, 당신은 환청에 대해 가지고 있는 다른 믿음이나 다른 환청에 대한 생각을 가지고 이 과정을 반복하는 것이 좋을 겁니다. 여기에는 다음과 같은 것이 포함됩니다:

1. 당신의 환청에 대해서 당신이 갖고 있는 믿음을 확인하기.

2. 이 믿음이 사실이라는 확신을 평가하기.

3. 당신의 환청에 대한 믿음이 항상 완전히 사실이 아니라는 것을 보여주는 증거 찾기.

4. 증거를 검토한 후 이 믿음이 사실이라고 얼마나 확신하는지 평가하기.

5. 믿음에 대한 확신이 줄어들지 않았다면, 증거를 검토하거나 더 많이 모으거나 또는 다른 사람들에게 증거를 모으는데 도움을 요청하는 것이 도움이 될 수 있습니다.

> 질의 응답

내 환청에 대한 어떤 다른 믿음을 재평가해 볼 수 있을까요?

_____

_____

_____

_____

_____

_____

13
요 점

- 환청은 힘이 있고 우리를 통제할 수 있고, 우리를 해치고 싶어한다고 믿는다면, 환청이 매우 고통스러울 수 있습니다.

- 그러나 믿음은 사실이 아니며, 그것은 최선의 추측이며 때로는 틀린 것일 수 있습니다.

- 우리의 믿음에 이름을 붙이고, 이러한 믿음이 우리에게 어떤 영향을 미치는지 알게 되면 환청으로 인한 고통을 극복하기 시작할 수 있습니다.

- 이러한 믿음과 그 효과에 대해서 잘 알고 있으면, 우리는 환청에 대한 믿음의 정확성을 재평가할 수 있습니다.

- 우리의 믿음이 항상 사실은 아님을 시사하는 증거를 수집함으로써, 환청에 대한 우리 믿음의 정확성을 재평가할 수 있습니다.

- 증거를 검토한 결과, 생각했던 것 보다 환청이 강력하지 않으며, 생각했던 것 보다 우리가 더 잘 통제할 수

있다고 결론지을 수도 있습니다.

- 환청에 대한 믿음을 재평가하는 것은 고통스러운 환청을 극복하는 한 가지 방법입니다. 다른 방법은 우리 자신에 대한 믿음을 재평가해 보는 것입니다.

메 모

_____

_____

_____

_____

_____

_____

_____

나의 환청 주제에 대하여 성찰하기

이 주제로 작업한 후에 학습한 내용을 되새기는 시간을 갖는 것이 도움이 될 수 있습니다 이러한 각 질문에 대한 답변을 작성할 수 있는 지면과 자신의 생각을 추가할 수 있는 지면이 있습니다.

요 점

이 주제를 어떻게 찾았습니까?	이 주제에서 무엇을 배웠습니까?
_____	_____
_____	_____
_____	_____
_____	_____
_____	_____
_____	_____
이 주제에서 당신이 택할 수 있는 한 가지 좋은 점은 무엇입니까?	다음 주에 어떤 긍정적인 행동을 취할 수 있습니까?
_____	_____
_____	_____
_____	_____
_____	_____
_____	_____
_____	_____

개인적 성찰

4부 : 나의 관계들

14

관계 이해하기

관계는 보통 두 사람 사이에 일어나는 일을 뜻합니다. 두 사람이 잘 한다면 긍정적이고 지지적인 관계를 만들 수 있습니다. 그러나 관계는 부정적일 수도 있고, 고통과 스트레스를 유발하기도 합니다.

우리는 크게 두 가지 방식으로 관계를 생각해 볼 수 있습니다.

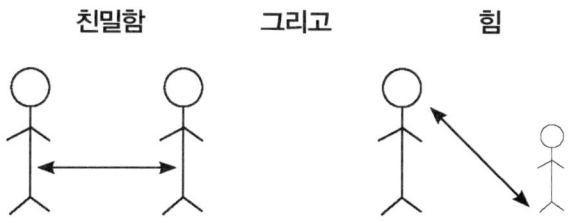

친밀함	힘
친밀함은 관계 내에서 신체적 친밀함과 정서적 친밀함 모두를 일컫습니다.	관계에서 힘은 한 사람이 다른 사람에게 얼마나 많은 영향을 미치는지, 그리고 이 영향력을 어떻게 사용하는지를 의미합니다.
친밀함이 부정적일 수도 있습니다. 누군가는 상대방이 너무 가깝게 다가와서 주제넘게 참견한다고 느낄 수도 있고, 자신의 공간에 너무 많이 들어온다고 느낄 수 있습니다.	힘을 부정적으로 사용하면 상대방을 지배하려 들고, 굴복하도록 몰아붙여서 원치 않는 일을 하게 만듭니다.

15
환청과의 관계

많은 사람들은 환청과 양방향 대화를 한다고 말합니다. 환청과 맺는 관계는 우리가 다른 사람과 맺는 관계와 유사한 점이 있습니다. 우리의 사회적 관계처럼, 환청과의 관계에서도 힘과 친밀함을 이해하는 것은 중요합니다.

처음에는 자신이 환청과 관계를 맺고 있다는 생각이 이상하게 느껴질 수도 있습니다. 환청을 듣는 경험을 묘사할 방법을 생각해 보는 것이 도움이 될 수 있습니다-이 묘사 내용 중 어떤 것들은 다른 사람, 그리고 그들과의 관계를 묘사하는 데에도 사용할 수 있습니까?

Hayward 등[3]이 만든 아래의 설문지를 체크해보면 환청과의 관계에서 **힘**과 **친밀함**을 이해하는데 도움이 될 것입니다. 점수의 합계가 높을수록 당신은 환청이 더 강력하고 친밀성이 높다고 생각하는 것입니다.

---

[3] '환청과 당신(The voice and You): Development and Psychometric Evaluation of a Measure of Relationships with Voices,' Hayward M., Denney J., Vaughan S. and Fowler D., *Clin Psychol Psychother.*, 2008;15(1):45-52.

	거의 늘 그렇다	꽤 자주 그렇다	가끔 그렇다	거의 아니다
1 내 환청은 나를 좌지우지하려고 애쓴다	3	2	1	0
2 내 환청은 내가 쓸모 없다고 느끼게 만든다	3	2	1	0
3 내 환청은 나를 바보로 만들려고 한다	3	2	1	0
4 내 환청은 내가 환청의 방식대로 일을 하기를 원한다	3	2	1	0
5 내 환청은 나에게 상처 주는 말을 한다	3	2	1	0
6 내 환청은 끊임없이 나의 결점을 떠올리게 한다	3	2	1	0
7 내 환청은 내가 한 훌륭한 일을 인정하지 않는다	3	2	1	0

내 환청의 힘 점수는 _____ /21 입니다.

환청과의 관계 85

		거의 늘 그렇다	꽤 자주 그렇다	가끔 그렇다	거의 아니다
1	내 환청은 내가 환청으로부터 벗어나는 것을 거의 허용하지 않는다	3	2	1	0
2	내 환청은 환청 혼자만의 시간을 보내는 것을 싫어한다	3	2	1	0
3	내 환청은 내가 밖으로 나갈 때 늘 같이 가려고 애쓴다	3	2	1	0
4	내 환청은 내가 다른 사람들에게 관심을 가지면서 환청을 등한시하는 것을 싫어한다	3	2	1	0
5	내 환청은 내가 자유시간을 갖는 것을 허용하지 않는다	3	2	1	0

내 환청의 친밀함 점수는 _____ /15 입니다.

> 질의 응답

위 설문지에 답한 것을 바탕으로:

당신의 환청은 얼마나 강력해 보입니까?

_____

_____

당신의 환청은 얼마나 친밀해 보입니까?

_____

_____

환청과의 관계에서 힘 그리고/혹은 친밀성이 문제가 된다고 생각합니까?

_____

_____

_____

_____

16
환청에 반응하기

아마 이제는 당신이 환청을 얼마나 강력하고 친밀하다고 여기는지 알게 되었을 것입니다. 환청이 '매우 강력'하고 '지나치게 친밀'하다고 평가하는 것은 흔한 일입니다.

고통스러운 환청은 환청을 듣는 사람보다 더 힘이 센 것처럼 보입니다. 이 힘은 종종 부정적인 방식으로 사용됩니다. 예를 들어, 지배하려 들거나 사생활을 침범합니다.

환청에 대응할 수 있는 방법은 매우 다양합니다. 사람들이 자신의 환청에 반응하는 가장 흔한 방법들 중 몇 가지를 아래에 기술하였습니다. 각각의 반응들은 위협적인 상황에 직면했을 때 이해할 수 있고 자연스럽게 발생할 수 있는 것입니다.

피하기

- 고통스러운 환청이 너무 강력하거나 친밀하다면 우리는 환청과 거리를 두고자 할 수 있습니다.
- 환청에 수동적으로 대응하는 것이 환청과 우리 자신에 대한 부정적 믿음을 강화할 수 있습니다.

맞서 싸우기

- 강력한 환청에 맞서 싸우는 것은 흔한 반응입니다.
- 우리의 공격에 반응해 환청이 더욱 공격적으로 변하는 부정적인 결과를 가져올 수 있습니다.

굴복하기

- 굴복하는 것은 절망감의 징후입니다.
- 이것은 장기적으로 자아존중감에 부정적인 영향을 미치며, 우리 자신에 대한 부정적 믿음을 강화할 수 있습니다.

질의 응답

이 반응들 중 당신이 사용해 본 것이 있습니까? 이 반응은 얼마나 도움이 되었습니까?

_____

_____

_____

_____

_____

_____

17

다르게 반응하기

우리가 환청과 맺는 관계는 가족이나 친구들과 맺는 관계와 **유사한** 점이 있습니다. 만약 당신이 맺고 있는 관계 중 어렵게 느껴지는 관계가 있다면, 그것을 변화시키기 위해 당신이 할 수 있는 것이 있습니다. 이 어려운 관계가 환청과의 관계이든, 다른 사람과의 관계이든, 혹은 둘 모두이어도 괜찮습니다. 하나의 관계를 변화시키는 것을 배운다면 배운 것을 다른 관계에도 적용할 수 있습니다.

먼저, 당신이 어려움을 느끼는 관계들을 확인하고 이 관계가 변화될 수 있는 가능성을 평가하는 것이 중요합니다. 여기에는 환청과의 관계도 포함될 수 있습니다.

어려운 관계를 맺고 있는 사람의 이름/호칭	이 관계는 얼마나 어렵습니까? 0점('전혀 어렵지 않다') ~10점('극히 어렵다')	이 관계가 변화될 가능성은 얼마나 될까요? 0점('전혀 없다') ~10점('매우 높다')

마틴의 이야기

> 마틴의 어려운 관계들:
>
> - 어머니 = 매우 어려운 관계이고 (10점 중 7점), 변화될 수 있음 (10점 중 7점)
> - 의붓아버지 환청 = 극히 어려운 관계이고 (10점 중 10점), 변화될 가능성이 낮음 (10점 중 3점)
> - 누나 = 중간 정도로 어려운 관계이고 (10점 중 5점), 변화될 수 있음 (10점 중 7점)

이제 당신은 작업을 해 나갈 관계를 결정해야 합니다. 변화할 가능성이 가장 높은 관계를 선택하는 것이 좋습니다. 어떤 것을 선택해야 하는지에 답은 없습니다.

내가 작업하고 싶은 어려운 관계는…

'_____ 와의 관계'

당신이 작업하고자 선택한 어려운 관계를 보다 잘 이해하기 위해 환청/타인이 당신에게 말한 것을 생각해 보십시오. 그들이 말한 내용을 다시 떠올리기 위해 다음의 질문지를 활용할 수 있습니다.

다르게 반응하기

그들이…

당신을 비난합니까?	당신 이름을 부릅니까?
그렇다면, 뭐라고 말하는지 적어보세요:	그렇다면, 뭐라고 말하는지 적어보세요:

당신의 과거에 대해 이야기하나요?

만약 그렇다면, 그들이 하는 말을 적어보세요:

무엇을 하라고 시키나요?	당신의 행동에 대해 잘못을 지적합니까?
그렇다면, 뭐라고 말하는지 적어보세요	그렇다면, 뭐라고 말하는지 적어보세요:

18
좀더 적극적으로 변하기

앞의 연습에서는 환청이나 다른 사람이 당신과 관계를 맺는 방식에 집중하였습니다. 그 방식은 매우 자연스러워 보였겠지만, 그 관계에서의 당신의 역할에 대해 생각하는 것은 더 어려울 수 있습니다.

우리는 종종 어려운 관계에서 발언권이 없다고 느끼고, 이로 인해 마치 환청이나 다른 사람에 의한 일방통행 관계처럼 느끼게 됩니다. 그렇지만 비록 그렇게 느끼진 못할지라도 우리는 그 관계에서 어떤 역할을 하고 있습니다.

당신이 작업하기로 선택한 관계에서 들은 말을 탐색하고 당신이 어떻게 느꼈고, 뭐라고 말했는지, 어떻게 행동했는지를 살펴보기 위해 아래 표를 활용할 수 있습니다. 구체적인 사건을 떠올려도 좋고, 일반적인 상황이라도 좋습니다.

나는 … 행동한다					
나는 … 말한다					
나는 … 느낀다					
환청 내용은 …					

질의 응답

이 어려운 관계에서 당신이 반응하는 방법에는 어떤 패턴이 있나요?

_____

_____

_____

_____

_____

_____

당신의 반응이 관계에 어떤 영향을 미쳤다고 생각하나요?

_____

_____

_____

_____

_____

좀더 적극적으로 변하기

관계를 변화시키는 방법 중 하나는 조금 더 **적극적으로** 반응하는 것입니다. 이것은 공격적인 것과는 다릅니다.

적극적이라 함은 당신의 견해를 주장하되 당신과 환청/타인 모두를 존중하는 방식으로 견해를 표현한다는 뜻입니다. 적극성은 자신의 느낌과 의견을 **솔직하게** 전달하는 의사소통법이며, 우리 자신과 타인에 대한 **건강한** 시각을 고취시킵니다.

예를 들어, '너는 쓸모 없어' 라며 환청은 마치 사실인 것처럼 말하지만, 그것은 단지 환청의 의견일 뿐이고 당신은 질문할 권리가 있습니다. 당신은 다음과 같이 질문할 수 있습니다:

- **나는** 어떻게 생각하지?
- 내가 항상 쓸모가 없나?
- 나는 다른 생각을 가지고 있나?
- 내 생각을 뒷받침하는 **증거**가 뭐지?

적극적인 대응을 한다면, '나는 네 말대로 가끔은 쓸모가 없다고 느끼기도 해. 하지만 항상 쓸모 없는 사람이라고 생각하지는 않아. 가끔은 일을 잘 하고, 지난 주에 친구를 도와주어서 고맙다는 말을 듣기도 했어'라고 말할 수 있습니다.

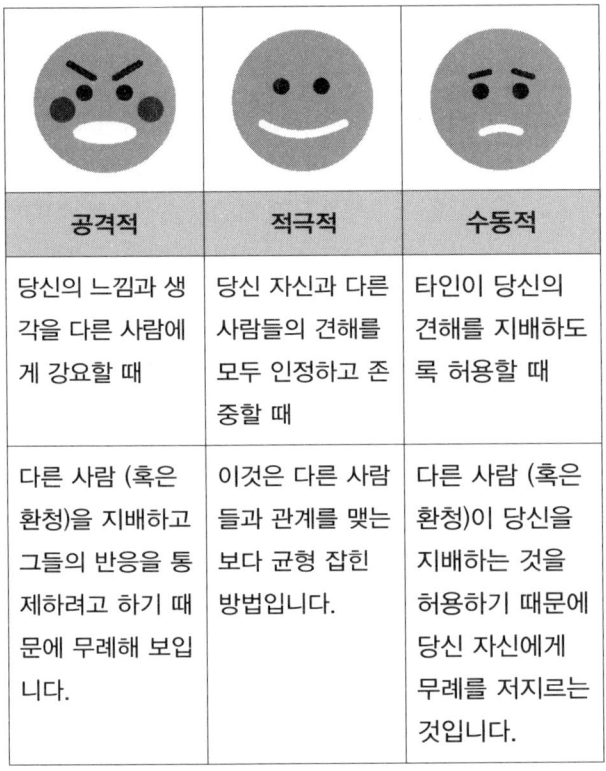

공격적	적극적	수동적
당신의 느낌과 생각을 다른 사람에게 강요할 때	당신 자신과 다른 사람들의 견해를 모두 인정하고 존중할 때	타인이 당신의 견해를 지배하도록 허용할 때
다른 사람 (혹은 환청)을 지배하고 그들의 반응을 통제하려고 하기 때문에 무례해 보입니다.	이것은 다른 사람들과 관계를 맺는 보다 균형 잡힌 방법입니다.	다른 사람 (혹은 환청)이 당신을 지배하는 것을 허용하기 때문에 당신 자신에게 무례를 저지르는 것입니다.

당신이 얼마나 더 적극적으로 변할 수 있는지를 확인하기 위해서 당신이 환청/타인과의 관계에서 어떻게 반응하는지를 재평가하고, 이것을 당신 자신과 상대방 모두를 보다 존중하는 반응으로 바꿔봅시다.

우리가 적극적이라면 우리는:

---

1. '나' 문장을 사용합니다

- '나는 …… 를 더 좋아해'
- '나는 …… 하고 싶어'

---

2. 사실과 견해를 구별합니다

- '내가 보기에는 ……'
- '내가 이해하기로는 ……'

---

3. 비난하지 않고 건설적으로 비판합니다

- '나는 네가 …… 할 때 실망했어'
- '나는 네가 …… 하는 것을 용납하기 어려워'

당신의 반응이 일반적으로 수동적인지, 공격적인지 아니면 적극적인지 생각해 보기 위해 다음 표를 활용해 보십시오. 적극적이지 않다면, 조금 더 적극적인 대체 반응을 생각해 봅시다.

환청 내용은…	나의 반응은… (느낌, 행동, 내가 하는 말)	나의 반응 유형: 수동적/공격적/적극적	적극적으로 반응하려면…

다음 단계는 환청/타인과 힘든 대화를 하게 될 때 이 적극적인 반응들을 활용해보는 것입니다.

마틴의 이야기

> 마틴이 환청에 대응하는 적극적인 반응은:
>
> - 마틴의 환청이 '네가 외출하면 벌을 줄 거야'라고 말한다.
> - 마틴은 놀라서 집에 머무른다.
> - 마틴의 반응은 수동적이다.
> - 마틴의 적극적인 반응은 '네가 이래라저래라 하는 게 싫어. 내 마음대로 할거야. 외출하고 싶어'라고 말하는 것이다.

최적의 조언

당신이 편안하게 느끼는 사람과 적극적인 반응을 연습해보는 것이 도움이 될 것입니다. 둘 중 한 사람이 당신이 적극적으로 반응하려고 하는 사람이나 환청의 역할을 할 수 있습니다.

> 질의 응답

새로운 적극적인 방식을 시도해 볼 기회가 있었다면, 어떻게 되었는지 되돌아볼 시간을 갖는 것이 도움이 됩니다.

적극적인 반응을 했을 때 어떤 느낌이 들었습니까?

_____

_____

_____

_____

당신이 적극적으로 반응했을 때 상대방은 어떻게 느끼고 반응했습니까?

_____

_____

_____

_____

_____

> 이 상호작용이 과거에 다른 사람들과 해 온 것과는 어떻게 달랐습니까?
>
> _____
> _____
> _____
> _____
> _____

적극적으로 반응하는 것은 당신이 보통 다른 사람들에게 하던 것과 다르기 때문에 처음에는 어려울 수 있습니다. 우리가 지금까지 다루었던 다른 기법들과 마찬가지로, 이 기술을 발전시켜 나가는 데에는 연습이 필요하고 시간이 걸립니다. 적극적으로 변하려면 끈기가 필요합니다.

적극적인 반응을 시도할 때, **말투**와 **목소리 크기**, **몸짓** 등 **비언어적 의사소통**에도 관심을 가질 필요가 있습니다. 이러한 비언어적 의사소통 방법들은 환청 보다는 다른 사람들과 이야기할 때 더 중요하다고 생각할 수 있지만, 우리는 모든 관계 유형에 대한 좋은 습관을 만들고 싶어하기 때문에 환청에게도 적용해보십시오.

적극적인 비언어적 의사소통에는 몸 **전체**가 포함됩니다.

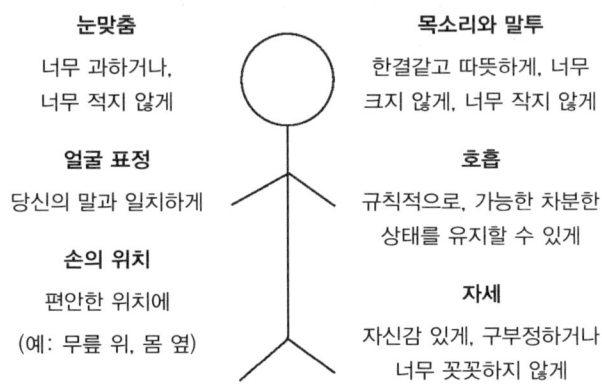

눈맞춤
너무 과하거나,
너무 적지 않게

얼굴 표정
당신의 말과 일치하게

손의 위치
편안한 위치에
(예: 무릎 위, 몸 옆)

목소리와 말투
한결같고 따뜻하게, 너무
크지 않게, 너무 작지 않게

호흡
규칙적으로, 가능한 차분한
상태를 유지할 수 있게

자세
자신감 있게, 구부정하거나
너무 꼿꼿하지 않게

적극적인 비언어적 의사소통과 함께 새로운 적극적인 반응을 시도해 볼 기회가 있었다면, 어떻게 되었는지 되돌아볼 시간을 갖는 것이 도움이 됩니다.

질의 응답

> 적극적인 비언어적 의사소통을 사용했을 때 어떤 느낌이 들었습니까?
>
> _____
> _____
> _____
> _____

당신이 적극적으로 반응했을 때 상대방은 어떻게 느끼고 반응했습니까?

_____

_____

_____

_____

_____

이 상호작용은 적극적인 비언어적 의사소통 없이 적극적인 말만 사용했을 때와 어떻게 달랐습니까?

_____

_____

_____

_____

_____

19

다르게 대화하기

지금까지의 연습이 도움이 되었다면 적극적인 말과 적극적인 비언어적 의사소통을 계속 사용해 보십시오. 앞서 확인한 다른 어려운 관계 맥락에서도 적극적으로 반응해볼 수 있습니다. 당신이 적극적으로 대화할 때 마다 어떻게 되었는지 검토해보는 시간을 갖는 것이 중요합니다. 이를 위해 아래 표를 활용하십시오.

이에 대한 나의 느낌은…					
내 환경의 반응은…					
나의 적극적 반응은…					
환경 내용은…					

마틴의 이야기

> 마틴이 적극적인 반응을 연습한 후:
>
> 마틴의 환청이 '네가 외출하면 너에게 벌을 줄 거야'라고 말한다.
>
> 마틴은 적극적으로 반응했다. '네가 이래라저래라 하는 게 싫어. 내 마음대로 결정할거야. 외출하고 싶어'
>
> 마틴의 환청은 마틴에게 크게 소리치면서 대응했다.
>
> 이 대화 후 마틴은 불안했지만, 괴롭히는 환청에 맞서기로 했다.

최적의 조언

다른 사람들과 환청은 당신이 자신을 옹호하는 것을 싫어하기 때문에, 때로는 공격적으로 반응한다는 것을 명심하십시오. 그들은 당신이 적극적이지 않은 기존의 방식으로 돌아오기를 원한다는 것을 보여주는 것입니다. 꾸준함이 열쇠입니다!

타인 혹은 환청은 당신의 약점을 가지고 놀면서 당신을 조종하려고 할 수도 있습니다. 당신이 자아존중감을 강화하기 위해 나 주제에서 확인한 증거와 경험들을 살펴보는 것이 도움이 될 것입니다. 타인과 환청이 계속 힘들게 느껴진다 해도 이 증거는 당신의 자신감을 강화하고 당신 자신을 옹호하는데 사용될 수 있습니다.

> 적극적으로 반응할 때 중요한 것 두 가지
>
> 1. 연습 – 시도할수록 조금씩 쉬워집니다.
>
> 2. 다른 대화에도 적극적으로 반응하면서 점차 늘려가세요.

이것이 도움이 된다고 느꼈다면, 이 과정을 다른 어려운 관계에서도 반복해보세요. 이 과정은 아래와 같습니다:

1. 작업하고 싶은 힘든 관계 확인하기.

2. 활용할 수 있는 적극적인 말을 찾아보기.

3. 믿을 수 있는 사람과 이 말을 활용하여 연습하기

4. 다른 사람/환청에게 적극적인 말을 시도해보기

5. 적극적인 비언어적 의사소통 방식을 사용하는 것도 기억하기

6. 어떻게 되었는지 되돌아보는 시간 갖기. 어떻게 느꼈습니까? 다른 사람/환청은 어떻게 반응했습니까? 무언가 다른 점이 있었습니까?

20
요 점

- 우리는 환청 또는 가족이나 친구들과의 힘든 관계를 변화시킬 수 있습니다. 어디서부터 시작할지는 중요하지 않습니다. 한 관계를 긍정적으로 변화시키면 다른 관계에도 긍정적인 영향을 미치게 됩니다.

- 일단 어떤 힘든 관계 하나를 바꾸기로 결심하였다면, 그 관계를 잘 살펴봄으로써 가능한 한 많이 이해하는 것이 중요합니다.

- 이 관계에서 당신이 반응하는 방식을 알아차리는 것이 중요합니다. 당신은 공격적입니까 아니면 수동적입니까?

- 당신의 반응을 적극적 방식으로 바꿀 필요가 있습니다. 그러면 관계하는 당신과 환청/다른 사람 모두가 존중받습니다.

- 적극적 반응은 알아듣기 쉽게 '나' 문장을 사용하고 사실과 견해를 구별할 필요가 있습니다(예를 들어, 환청 내용의 사실 여부에 의문을 제기합니다).

- 적극적 반응을 할 때에는 말투, 몸짓, 비언어적 의사소통에 대해서도 알고 있어야 합니다.
- 환청이나 다른 사람들은 당신의 적극적 태도를 반기지 않으며 부정적 반응을 보일 수 있습니다.
- 연습이 중요하므로, 환청이나 사람과 대화할 때마다 적극적 반응을 사용하십시오.
- 당신의 반응이 좀 더 적극적으로 변화됨에 따라 자신을 더 가치 있게 느끼고 존중하게 될 것입니다. 환청이나 사람들의 강압과 참견도 줄어드는 것을 느낄 수 있습니다.

메 모

_____

_____

_____

나의 관계 주제에 대하여 성찰하기

이 주제로 작업한 후에 학습한 내용을 되새기는 시간을 갖는 것이 도움이 될 수 있습니다 이러한 각 질문에 대한 답변을 작성할 수 있는 지면과 자신의 생각을 추가할 수 있는 지면이 있습니다.

요 점

이 주제를 어떻게 찾았습니까?	이 주제에서 무엇을 배웠습니까?

이 주제에서 당신이 택할 수 있는 한 가지 좋은 점은 무엇입니까?	다음 주에 어떤 긍정적인 행동을 취할 수 있습니까?

개인적 성찰

5부 : 미래를 내다보기

21
앞으로 나아가기

이 책의 주제 전반에 걸쳐 우리는 고통스러운 환청을 이해하고 극복하는 다양한 방법에 대해 배웠습니다. 우리는 환청을 듣는 것이 그렇게 이상한 경험이 아니며 어떤 사람들은 자신의 환청으로 인해 특별히 고통스러워하지 않는다는 것을 보았습니다.

환청 자체가 반드시 문제가 되는 것은 아니며, 이 책의 초점은 환청으로 인한 **고통**을 극복하는 데 있습니다. 이 작업을 수행하는 데 정답은 없습니다. 가장 도움이 되는 아이디어를 **선택**하고 이에 집중할 수 있습니다.

고통스러운 환청을 극복하기 위해 다음을 살펴봅니다:

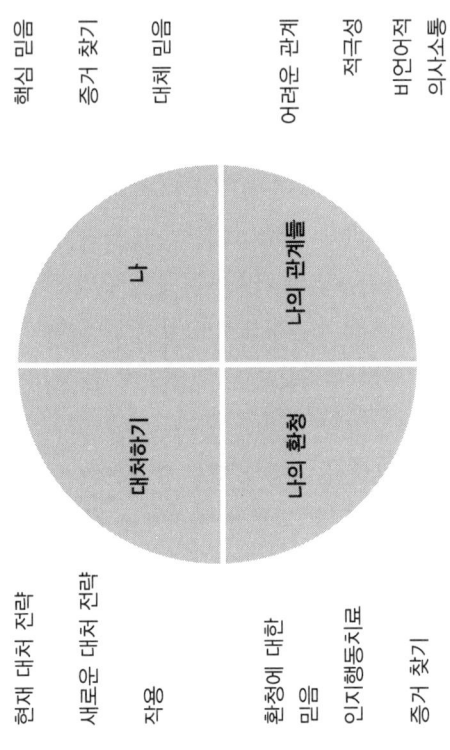

22

성찰하기

이제는 앞의 주제에서 나왔던 방법과 아이디어를 시도해 볼 기회가 생겼으니, 각각의 주제에서 무엇을 배웠는지, 그리고 일상 생활에 적용할 수 있는지에 대해 생각해 보는 것이 도움이 될 수 있습니다.

> 질의 응답

대처하기 파트에서 가장 도움이 된 것은 무엇입니까?

_____

_____

_____

_____

_____

나 파트에서 가장 도움이 된 것은 무엇입니까?

_____

_____

_____

_____

나의 환청 파트에서 가장 도움이 된 것은 무엇입니까?

_____

_____

_____

_____

나의 관계들 파트에서 가장 도움이 된 것은 무엇입니까?

_____

_____

_____

_____

이 책에서 배웠거나 도움이 되었던 모든 것을 살펴보고, 이제 이 모든 것을 실행에 옮길 수 있는 구체적이고 명확한 계획을 세우는 것이 중요합니다. 우리가 이러한 세부적인 계획을 세운다면 그것을 잘 수행할 가능성이 더 큽니다.

먼저 이 책에서 어떤 아이디어를 실행에 옮기고 싶은지 신중하게 생각하고 나서 아래 표를 사용하여 이를 수행할 방법에 대한 자세한 계획을 세우십시오.

'나는 _____ 할 것이다'

언제 할 건가요?

_____

_____

_____

_____

누구와 함께 할 건가요?

_____

_____

_____

_____

어디에서 할 겁니까?

_____

_____

_____

_____

이것을 반드시 하려면 **어떻게** 해야 할까요?

_____

_____

_____

_____

왜 이렇게 하는 것이 중요합니까?

_____

_____

_____

_____

실행에 옮기고 싶은 다양한 아이디어에 대해 몇 가지 세부 계획을 세우는 것이 도움이 될 수 있습니다. 가능한 한 구체적이고 명확하게 만들도록 노력하십시오.

> **최적의 조언**

시간을 내어 당신이 계획대로 하고 있다는 것을 확인하고 이 일에 대한 자신의 공로를 인정하도록 하십시오. 이 책에서의 아이디어를 더 많이 연습할수록 더 쉬워질 것입니다.

가족, 친구 또는 보건 전문가에게 자세한 계획에 대해 알려주면 그들이 당신이 계획대로 하는 것을 지원하고 격려할 수 있습니다.

23
내가 하고 싶은 것!

고통스러운 환청을 극복하기 시작하면 우리 삶에 기쁨과 성취감을 주는 일을 할 수 있는 여지가 생길 수 있습니다.

고통스러운 환청이 없었다면 당신은 어떻게 했을 지 생각해 보십시오.

고통스러운 환청이 주위에 없었다면 나는…

1
2
3
4
5

내가 하고 싶은 것!

> **질의 응답**

> 환청이 여전히 있더라도 지금 이런 일을 할 수 있습니까?
>
> 그렇다면 어떤 것이 있습니까?
>
> _____
> _____
> _____
> _____
> _____
> _____
> _____

환청이 있더라도 우리가 즐기는 일이나 개인적인 성취감을 주는 일을 시작하면 많은 긍정적인 결과를 가져올 수 있습니다.

- 환청이 항상 통제하는 것은 아니라는 더 많은 증거를 찾을 수 있습니다.
- 환청이 항상 사실을 말하는 것은 아니라는 더 많은

증거를 찾을 수 있습니다.

- 우리는 부정적인 핵심 믿음을 약화시키는 더 많은 증거를 찾을 수 있습니다.
- 우리는 대체할 수 있고 더 유용한 핵심 믿음을 강화하기 위해 더 많은 증거를 찾을 수 있습니다.
- 우리는 적극적인 태도를 보이는 것을 연습할 기회를 더 많이 가질 수도 있습니다.
- 새로운 것을 배울 수 있습니다.
- 새로운 사람들을 만날 수도 있습니다.
- 즐거운 시간을 보낼 수 있습니다.

최적의 조언

환청으로 인해 과거에 하지 못했던 일을 하려고 할 때 잠시 시간을 내어 그 경험에 대해 긍정적인 점을 생각해 보십시오-긍정적인 결과를 발견했다면 다시 시도해보는 것은 어떨까요?

내가 하고 싶은 것!

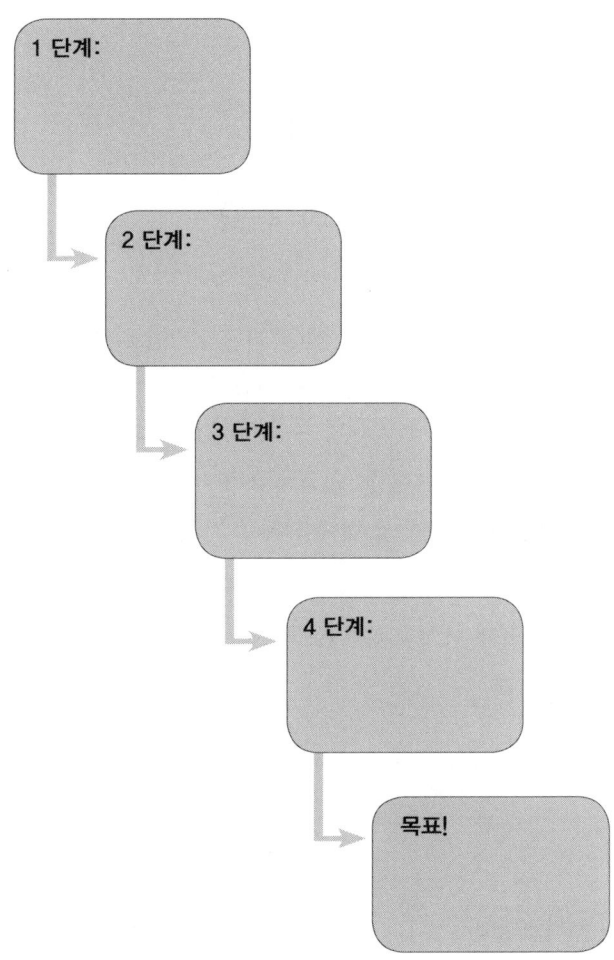

24
당신의 목표

환청이 들리지 않았다면 당신이 하고 싶었던 일들이 지금은 너무 어렵다고 느껴질 수도 있습니다. 이 목표들을 더 작게 단계별로 나누는 것이 도움이 될 수 있습니다.

예를 들어 '취직하여 돈 벌기'라고 적었지만 지금 당장은 어렵다고 느낀다면 첫 번째 단계로 자원 봉사활동을 찾아보십시오.

목표를 향해 나아갈 때 어떤 단계를 밟을 수 있습니까?

'내 목표는 _____

_____

_____.'

최적의 조언

목표를 달성하려면 다섯 단계 이상이 필요할 수 있습니다. 단계가 더 필요하면 마음 놓고 추가하십시오 – 각 단계가 목표를 **향해** 나아가고 있는지 확인하십시오.

다른 자원들

> 환청이 우리가 삶에서 하고 싶은 일을 하는데
> 장애가 될 필요는 없다.

고통스러운 환청을 극복하는데 도움이 될 수 있는 많은 다른 자료들이 있습니다.

다음은 유용하다고 생각되는 단체, 웹 사이트 및 책의 목록입니다.

단체와 웹 사이트

British Association for Behavioural and Cognitive Psychotherapies (BABCP)

BABCP is the lead organisation for CBT in the UK. Here you can find details of all officially accredited cognitive behaviour therapists.

Website: www.babcp.com

Hearing Voices Network (HVN) (UK)

HVN offers information, support and understanding to people who hear voices and those who support them, e.g. promoting, developing and supporting self-help groups. They have a telephone helpline: 0114 271 8210.

Website: www.hearing-voices.org

Email: nhvn@hotmail.co.uk

Healthtalk

Healthtalkonline is the award-winning website of DIPEx, a charity that lets you share in thousands of experiences of more than sixty health-related conditions and illnesses. You can watch videos or listen to audio clips of interviews with people who hear voices.

Website: www.healthtalkonline.org/mental_health/Experiences_of_psychosis/Topic/3934/

International Society for Psychological and Social Approaches to Psychosis (ISPS)

ISPS promotes psychological treatments for people who experience psychosis (e.g. hallucinations and delusions) and greater understanding of the psychological and social causes of psychosis.

Website: www.isps.org

Intervoice

Intervoice is the International Community for Hearing Voices. It undertakes training, education and research. Online resources include a discussion forum and links to hearing voices groups worldwide.

Website: www.intervoiceonline.org

Is Anyone Else Like Me?

Is anyone else like me? is a website that was create as part of the EYE research project. The site has been created in collaboration with young people who have experience of psychosis. The website was designed to help young people engage in early intervention in psychosis services, but has lots of useful information and resources that are applicable to anyone who has unusual experiences.

Website: www.isanyoneelselikeme.org.uk/

Downloadable booklets: www.isanyoneelselikeme.org.uk/info/booklets

MIND

Mind helps people to take control over their mental health by providing information and advice, training programmes, grants and services through a network of local Mind associations.

Website: www.mind.org.uk

National Institute for Health and Clinical Excellence (NICE)

NICE uses the best available research evidence to make recommendations to the NHS about treatments. Recommendations about CBT for schizophrenia were published in 2002 and 2009.

Website: www.nice.org.uk

Rethink Mental Illness

A UK national charity that believes a better life is possible for millions of people affected by mental illness. Their website and helplines give information and advice.

Website: www.rethink.org

YouTube videos

At YouTube you can search for: 'The Voices in My Head' Eleanor Longden–TED Talks; 'Jacqui Dillon: Beyond the Therapy Room' and 'IIMHN Conference 2016–Peter Bullimore's Story'.

Website: www.youtube.com

관련 서적

적극성과 기분 관련 서적들

Assertiveness: Step by Step, Windy Dryden and Daniel Constantinon, 2004, London: Sheldon Press

Mind over Mood: Change How You Feel by Changing the Way You Think, Dennis Greenberger and Christine A. Padesky, (second ed.), London: Guildford Press

극복하기 관련 서적들

Overcoming Anger and Irritability, William Davies, 2016 (second ed.), London: Robinson

Overcoming Anxiety, Helen Kennerley, 2014 (second ed.), London: Robinson

Overcoming Depression, Paul Gilbert, 2009 (third ed.), London: Robinson

Overcoming Distressing Voices, Mark Hayward, Clara Strauss and David Kingdon, 2018 (second ed.), London: Robinson

Overcoming Low Self-Esteem, Melanie Fennell, 2016 (second ed.), London: Robinson

Overcoming Paranoid and Suspicious Thoughts, Daniel Freeman, Philippa Garety and Jason Freeman, 2016 (second ed.), London: Robinson

정신병 관련 서적들

Back to Life, Back to Normality: Cognitive Therapy, Recovery and Psychosis, Douglas Turkington, David Kingdom et al., 2009, Cambridge: Cambridge University Press

Madness Explained: Psychosis and Human Nature, Richard P. Bentall, 2003, London: Penguin

Voicing Carer Experiences, Ruth Chandler, Simon Bradstreet and Mark Hayward (eds), 2012, Scottish Recovery Network

Voicing Psychotic Experiences: A Reconsideration of Recovery and Diversity, Ruth Chandler and Mark Hayward (eds), 2009, Brighton: OLM/Pavilion

환청 관련 서적들

Accepting Voices, Marius Romme and Sandra Escher, 1993, London: MIND Publications

Making Sense of Voices, Marius Romme and Sandra Escher, 2000, London: MIND Publications

Living with Voices: 50 Stories of Recovery, Marius Romme, Sandra Escher, et al., 2009, Ross-on-Wye: PCCS Books

일 기

시간을 내서 지난 주에 무엇을 배웠는지 생각해보고 긍정적인 변화를 만들기 위해 다음 주에 시도하고 싶은 것 한 가지를 선택하십시오. 이 일기를 사용하여 한 주 동안의 진행 상황을 모니터링할 수 있습니다.

'이번 주 목표는

_____

_____

_____ 이다.'

일 기

월요일
화요일
수요일
목요일
금요일
토요일
일요일

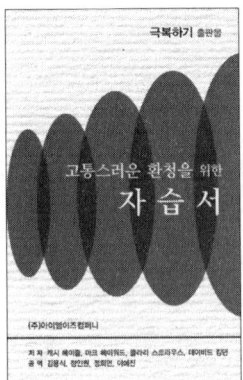